Friederike von Kirchbach (Hg.)
Heute war es schön

Friederike von Kirchbach (Hg.)

Heute war es schön

Ein Lesebuch über Demenz

Wichern-Verlag

Umschlag: griesbeckdesign, München
Satz: NagelSatz, Reutlingen
Druck und Bindung: Elbe Druckerei Wittenberg GmbH
ISBN 978-3-88981-314-5

Inhalt

Friederike von Kirchbach
Vorwort
– 7 –

Volker Herbert
Sie ist verdammt einsam
– 11 –

Raimund Cichos
Heute tanzen wir mit dem Rollstuhl
– 25 –

Nadine Ahr
Es bleiben zwei Koffer
– 33 –

Christel Krupski
Sein letztes Wort war Flugzeug
– 43 –

Kara Huber
Sie gleitet in eine andere Welt
– 52 –

Erika Reineke
Das Krankenhaus hat sie fast umgebracht
– 66 –

Rosemarie Drenhaus-Wagner
Die Angehörigen sind oft isoliert
– 75 –

Marianne Heling
Der Demenzkranke hat immer Recht
– 84 –

Hanne Cremer
Als wären es meine Eltern
– 91 –

Brigitte Nowak
Wir hatten eine bombastische Ehe
– 102 –

Herbert Mück
Sexualität gehört dazu
– 110 –

Stefan Arend
Diagnose Demenz – was nun?
– 124 –

Die Autorinnen und Autoren
– 141 –

Vorwort

Von Friederike von Kirchbach

Während der Arbeit an diesem Buch ist mir Frau Werner eingefallen. Sie war in den späten sechziger Jahren des vergangenen Jahrhunderts in unser Nachbarhaus gezogen, weil sie die Arbeit auf ihrem kleinen Bauernhof allein nicht mehr geschafft hat. Als Kind habe ich sie gern besucht. Sie erzählte mir von der Schönheit des unzerstörten Dresden, ihrer Heimatstadt. Doch irgendwann wurde sie mir unheimlich und ich bin nicht mehr hingegangen. „Sie wird eben alt", hat meine Mutter gesagt. Und es schien mir normal zu sein, dass man im Alter die Dinge durcheinander bringt und sich nicht mehr ordentlich anzieht. Nachdem sie nachts nackt auf die Straße gelaufen war, ging es sehr schnell. Sie kam in ein Heim, in dem sie bald darauf starb. Ich stand hilflos an ihrem Grab und habe die Bilder von der lieben alten Frau, die so schön erzählen konnte, mit denen von der verwirrten und ungepflegten Nachbarin nicht zusammen bekommen. Keiner hat mir damals gesagt, dass sie krank gewesen war.

Inzwischen ist diese Krankheit längst in der Mitte unserer Gesellschaft angekommen. Im Fernsehen kommt zur besten Sendendezeit eine Dokumentation über die

„Reise ins Vergessen". Einer der beliebtesten schwedischen Krimiautoren, Henning Mankell, lässt seinen Kommissar in seinem letzten Fall nicht nur schwankend zwischen Dienst und Privatleben ermitteln, sondern auch „in einem Dunkel verschwinden, das ihn in das leere Universum entließ, das Alzheimer heißt". Der Erfolgsautor Martin Suter beschreibt in seinem Buch „Small World" kenntnisreich den Verlauf der Krankheit. Ich entscheide mich für das Wort Krankheit und weiß, dass es dazu auch andere Meinungen gibt und vor Pathologisierung gewarnt wird.

In letzter Zeit ist Demenz und ihre verheerenden Auswirkungen deutlicher in unser Bewusstsein getreten. Ich hoffe, dass dieser wichtige Prozess anhält und wir alle lernen, selbstverständlicher und bewusster mit dementen Menschen umzugehen. Dieses Buch will seinen Teil dazu beitragen. Zu danken ist den Autorinnen und Autoren, die in mutigen, oft sehr persönlichen Beiträgen von ihrem Alltag mit der Krankheit berichten. Es sind Betroffene, die das Schicksal ihrer Angehörigen schildern. Aber auch Berichte von Menschen, die sich in ihrem Berufsleben um Demenzkranke sorgen. Sie alle erzählen von unglaublichen Anstrengungen, von Erschöpfung und Verzweiflung. Sie konfrontieren uns mit einer Krankheit, die so ist wie das Leben selbst: unberechenbar.

Aber auch wenn die Aussicht auf Besserung im Allgemeinen unbegründet ist und sich zurzeit noch keine medizinischen Fortschritte bei der Therapie abzeichnen, werden wir nicht der gänzlichen Hoffnungslosigkeit überlassen. Es gibt Möglichkeiten der Unterstützung und Hilfe, die jedoch noch deutlich ausgebaut werden könnten.

Diejenigen, die selbst Erfahrungen mit der Krankheit haben, werden bei der Lektüre vielleicht sagen, dass ihnen das eine vertraut ist, sie vieles aber auch ganz anders erleben. Demenz hat viele Gesichter. Immer wieder jedoch berichten die Autorinnen und Autoren von der sozialen Isolation, in die sie geraten, weil es noch eine große Hilflosigkeit gegenüber dementen Menschen gibt. Dieses Buch enthält Anregungen, wie wir uns trotz verwirrender Signale auf sie einlassen können und sollten. Und es wird deutlich, wie wichtig es ist, jene nicht allein zu lassen, die sich in selbstloser Weise um ihre Angehörigen oder Anvertrauten kümmern.

Bei jeder Begegnungen mit Demenz geht es auch immer um die Frage: Wie geht es mit mir selbst weiter? Werde auch ich einst diese Reise ins Vergessen antreten oder bleibt es mir erspart? Vielleicht ist es auch so, dass mit der steigenden Lebenserwartung und der damit wachsenden Wahrscheinlichkeit, dass uns – Frauen häufiger als Männer – die Krankheit einholen kann, Demenz immer selbstverständlicher zu einer Dimension des Alterns wird. Je mehr wir davon wissen, umso weniger müssen wir uns davor fürchten.

Demenz bedeutet Abschied. Jene, die daran erkranken, verlieren ihr selbstbestimmtes Leben. Angehörige verlieren den Menschen, wie sie ihn kannten und müssen ihn mit der Krankheit neu akzeptieren lernen, müssen Pläne und Träume für das gemeinsame Leben aufgeben. Es ist ein Abschied, bei dem wir vieles unwiederbringlich verlieren, und wie wir schon so viele bewältigen mussten. Mit der Demenz geht eine weitere Lebensphase endgültig zu Ende.

Doch die Essenz aller Regeln für das Leben mit der Krankheit, enthält der Titel des Buches: Heute war es schön. Jeder Tag hat das Potential ein schöner Tag zu sein. Wenn es heute nicht gut ist, dann kann es das morgen werden. Und auch in einem Leben mit der Demenz gibt es immer wieder Momente, die glücklich machen.

Ich danken allen Autorinnen und Autoren für ihre anrührenden Texte und für ihren Mut, sie für dieses Buch und damit der Öffentlichkeit zur Verfügung zu stellen. Einige Beiträge sind Protokolle, das heißt, sie wurden nach einem langen Gespräch aufgezeichnet. Es war vor allem eine Hilfe für Betroffene, die aufgrund der intensiven Pflege ihrer Angehörigen keine Zeit fanden, ihren Text selbst zu schreiben.

Ich danke Amet Bick für das großartige Lektorat und Dr. Elke Rutzenhöfer für die Idee zu dem Buch und den Titel.

Berlin, im Februar 2011 *Friederike von Kirchbach*

Sie ist verdammt einsam

Von Volker Herbert

Sie wimmert. Ich kann es nicht anders beschreiben: Die automatische Schiebetüre dieses Altenpflegeheims wimmert. Und ich meine, das Geräusch auch beim Gang durch die Flure schon gehört zu haben. Diese Schleuse zum Leben der anderen wimmert schon, seit ich vor zwei Jahren das erste Mal das Haus betrat, auf der Suche nach einem Pflegeplatz für meine Tante, achtundachtzig, ledig und kinderlos. Seit dem Tod ihrer Schwester vor elf Jahren lebte sie alleine, unfreiwillig zunächst, doch dann aus Überzeugung. Ich nenne sie hier Luise. Unfreiwillig ist auch ihr dramatisch plötzlicher Abschied aus dem von ihr akkurat gepflegten Haus mit dem schönen großen Garten, den leuchtenden Blumenbeeten und den Obstbäumen voller Kirschen, Äpfel, Birnen und Pflaumen. Dort habe ich meine Kindheit und Jugend verbracht, den tragischen Tod ihres Verlobten miterlebt. Über Nacht und zu früh starb die Mutter, dann der Vater, dann die Schwester, mit der sie wie ein Ehepaar im Hause lebte. Schließlich war nur noch sie übrig.

Beim Unkrautjäten brach ihr ein Wirbel. So brach ihre Welt zusammen und ihr Leben. Doch es hatte schon vorher begonnen. Mit Kartons ungeöffneter Briefe, den vielen Merkzetteln überall, den Trippelschritten, deren Zeuge ich eines Tages zufällig wurde, dem Rückzug der Freunde, den Gedächtnislücken und ihren kleinen Fantasiegeschichten, mit denen sie wie von einer Eisscholle zur andern hüpfte. Doch die wurden immer weniger, die Lücken immer größer. Ihr Haus füllte sich, mehr und mehr Dinge lagen herum. Luise, die Inflationsgeschädigte und darum stets Sparsame, wurde übers Telefon schamlos abgezockt. Sie glaubte den fremden Stimmen aus dem Callcenter mehr als der Nachbarin oder meiner Mutter, mit der sie jeden Samstagnachmittag telefonierte. War es die Einsamkeit, die sie in die Busse der Verkaufsfahrten trieb? Sie kaufte, bestellte und zahlte, ohne zu fragen: Brauche ich das? Die Kartons stapelten sich ungeöffnet im Wohnzimmer. Drei Staubsauger in einem halben Jahr. Die Ginsengkur für 1200 Euro war noch das Brauchbarste. Sie, die stets Nüchterne und Kontrollierte, begann den Überblick zu verlieren. Wildfremden Menschen gab sie am Telefon bereitwillig Auskunft über ihre persönlichen Verhältnisse, bis hin zur Höhe ihrer Rente. In der Familie hatte sie dies immer wie ein Geheimnis gehütet. Erstmals musste ich jetzt für sie handeln: Verkäufe und Bestellungen rückgängig machen, mit ihrem Bankberater sprechen. Sie sah es ein, sie ließ es zu … Ich weiß nicht, wie ich ihre Zustimmung sonst beschreiben soll. Ich kam mir vor wie ein Eindringling. Gerade für ihre aufrechte und unbestechliche Art mochte ich sie doch. Plötzlich war sie angepasst, unsicher – eine andere Person. Zumindest teilweise.

Ihre Welt bekam mehr Sprünge als die Wände in ihrem Haus. Ich merkte es, aber traute mich nicht ohne ihre Zustimmung den Hausarzt zu befragen. Wagte damals freilich auch noch nicht, sie um Erlaubnis dafür zu bitten. Inzwischen hat der Medizinische Dienst nach drei Jahren und langem Hin und Her ihren Zustand endlich als pflegebedürftig anerkannt. Ihr selbst ist das egal. Die praktischen Konsequenzen ihres dementiellen Syndroms – besser gesagt: ihres Leidens! – sind inzwischen unübersehbar. Die Phasen örtlicher, räumlicher und zeitlicher Desorientierung nehmen zu. Ich fürchte den Augenblick, in dem sie mich nicht mehr erkennt. Das Aufgeben ihres Elternhauses, das Wahrnehmen des Verlustes, war ein langer schmerzvoller und verwirrender Weg für Luise und für mich als ihren Begleiter. Sie, die so stark Selbstbestimmte, hatte mir ohne Zögern die nötigen Vollmachten erteilt, um ihre Angelegenheiten mit ihr und für sie zu regeln. Ich wollte alles ganz in ihrem Sinn, genau, richtig und gut machen: bei der Heimleitung, den Behörden, dem Arzt, der Pflegekasse. Ich war und bin der Einzige, auf den sie hört. Es hat lange, zu lange gedauert, bis ich merkte, was sie wirklich braucht: einen letzten Vertrauten, der sich Zeit nimmt für sie und bei ihr bleibt, selbst wenn es nichts zu reden oder zu erledigen gibt.

Wenn ich sie im Heim besuche, komme ich früh gegen 11 Uhr nach drei Stunden und mehr Fahrt auf der Autobahn und fahre abends, bevor sie ins Bett muss, zurück. Halb sieben. Toujours.

Früher ging sie Punkt 23 Uhr zu Bett, nach den Tagesthemen. Kein Wunder, dass sie mitten in der Nacht wach wird, aufsteht, auf den Fluren herumgeht, sich verirrt, sich fürchtet, im Aufzug ihre Notdurft verrichtet, bis sie der Nachtschwester irgendwo in die Arme läuft. Ihre nächtlichen Ausflüge werden inzwischen medikamentös gestoppt. Soll ich widersprechen? Die Alternative wäre die „geschützte“ Abteilung im 1. Stock. Da gibt es Flurtüren, die zu bleiben. Das Personal und ich sind uns einig: Nur wenn es gar nicht mehr anders geht. Einkaufen, Essen gehen, einen Ausflug machen, Fotos mitbringen – sie genießt mein Besuchsprogramm je nach Verfassung.

Heute war kein schöner Tag. Als ich ankam, lag sie angezogen auf ihrem Bett und weinte. Luise und weinen, das gab es früher nicht! Das letzte Mal sah ich bei ihr Tränen, als ihr Verlobter starb, vor achtundfünfzig Jahren. Ich setzte mich zu ihr, sagte gar nichts, streichelte ihren Kopf, die Schultern und Beine und weinte auch. Leise. Für ihr Elend, ihre Angst und Verzweiflung gibt es noch keine Worte. Die ändern ohnehin nichts. Sie hat noch ab und zu lichte Augenblicke und sagt dann: Volker, in meinem Kopf stimmt es nicht mehr. Ich vergesse alles. Ihre Verzweiflung ist erschütternd und greift auf mich über. Was soll ich ihr antworten? Ja, so ist es. Wenn man fast neunzig ist, passiert das. Du bist hier sicher. Die passen auf dich auf.

Eigentlich will sie das gar nicht und wehrt sich vehement gegen jede Form von Bevormundung und Belehrung. Soll ich ihr den Psalm vom guten Hirten vorsprechen, der ja angeblich oder wirklich in fast jeder Lebenslage tröstet? Oder sie in den Arm nehmen? Oder Mitgefühl formulieren: Das ist jetzt schwer für dich, aber ich bin für dich da? Was eine Lüge wäre, denn ich wohne weit entfernt und bin beruflich sehr eingespannt.

Vor Weihnachten hatte sie Geburtstag und erlebte schöne Tage. Es ging ihr rundum gut. Sie hatte einen schweren Infekt überstanden, war gesprächig, gut gelaunt und sehr präsent. Wir schauten zusammen Fernsehen, was sie sonst nie tut, sagt sie jedenfalls. Der Pflegerin teilte ich froh meine Beobachtung mit und meinte, Luise habe sich stabilisiert, ob sie vielleicht ein neues Medikament bekomme. Ein zweifelnder Blick war die Antwort. Nein, es gehe ihr eher schlechter, das habe auch der Medizinische Dienst festgestellt. Habe ich mich schon so an alles gewöhnt? Was macht Luises Zustand mit mir?

Ich beginne mich unsicher und ängstlich selbst zu beobachten auf mögliche erste Symptome hin. Beobachte andere. Werde hineingezogen. Zahlendreher in Telefonnummern, Namen von Leuten, mit denen ich oft zu tun habe und die mir plötzlich nicht einfallen, panikartige Suche nach Schlüssel, Brieftasche, Handy und allem möglichen, das Gefühl sich an das Falsche, Unwichtige zu erinnern und Wichtiges zu vergessen, Orientierungsschwierigkeiten in großen Gebäuden – alles schon gehabt. Tendenz steigend. Letzten Sommer musste ich wegen eines üblen Infekts meinen Kopf in den Kernspin halten, trotz Hustens. Ergebnis: nichts Auffälliges. Gott sei Dank. Aber frage niemand, wo ich die CD mit den Bildern hingetan habe. Typisch. Luises Lebenssituation macht mich ängstlich und lässt die Frage in mir aufblinken: Wird es mir genauso gehen? Ist Demenz vielleicht sogar ansteckend?

Der Vater der Tatort-Kommissarin hat es. Bei meiner Mutter entdecke ich inzwischen auffällige Wiederholungen. Sie nimmt die desorientierten Fantasiegeschichten ihrer Schwester am Telefon ernst und ruft mich danach manchmal an, bestürzt und ratlos. Ich sage: Mama, Luise ist krank, das weißt du doch. Aber ich spreche in den Wind. Mein ehemaliger Chef hatte es, mein Lieblingsbischof, und die Hälfte der Menschen, die ich beerdige, stirbt letztlich daran. Die Medien haben es als Thema längst auf ihre Weise in unserem Leben platziert. Heribert Prantl wollte zu Weihnachten in der Süddeutschen Zeitung das niedliche Krippenkind durch einen dementen Menschen ersetzen. Wollte oder hat er es auch getan? Keine schlechte Idee, vor allem eine mit Zukunft. Im Fernsehprogramm bekommen Alzheimer und Demenz zunehmend mehr Sendezeit. Ist ja auch nicht schlecht. Vielleicht wird uns die Kunst die Wahrheit zeigen. So war es bei wirklich existenziellen Themen doch meist. Ein Trost? Kein Trost.

Wie geht es den Hunderttausenden, die in unserem Land ihre dementen Angehörigen pflegen und dauernd um sich haben? Wie halten die das aus? Ich kann es mir nicht vorstellen. Oder sehen die das anders als ich, irgendwie pragmatischer, realistischer – liebevoller? Tatsache ist, dass 51 Prozent von ihnen häufiger von chronischen oder schwerwiegenden Krankheiten betroffen sind als die oder der Durchschnittsdeutsche: Rückenschmerzen, Kreislaufbeschwerden, Infekte und depressive Zustände. Aber gerade sie sorgen schlecht für sich selbst, wie die Kassenabrechnungen für ihre Behandlungen zeigen, denn die liegen 20 Prozent unter dem Durchschnitt. Was kann man da machen? Am Ende sind alle Opfer? Nein, das wäre furchtbar.

Ich will Luise helfen, ein für sie gutes Leben zu haben, obwohl ich weiß, dass das nach ihrem Verständnis und Gefühl gar nicht geht. Wenn diese Tatsache mir mal wieder schmerzhaft klar wird, frage ich mich verunsichert, was denn die Basis unserer Beziehung ist: Dankbarkeit, Pflichtgefühl, Mitleid, Liebe oder Familiensinn eines Neffen? Was bringt mich hierher zu ihr, aus meinem beschäftigten Leben bei den Reichen und Schönen, das sie nicht kennt, über Hunderte von Kilometern in ihr Leben, das ich kaum kenne? Sie hat mich seit fünfzehn Jahren nicht mehr besucht. Trotz Einladung. Ich will darüber jetzt nicht mehr nachdenken. Ich fahre zu ihr, solange sie lebt, solange ich kann.

Am liebsten bringe ich es an einem Werktag hinter mich: Fast 700 Kilometer Fahrt, bei Luise sein, mit den Pflegenden sprechen, Behördengänge machen, sie für ein paar Stunden rausholen. Sie ist so verdammt einsam. Anfangs bin ich zweimal die Woche zu ihr gefahren. Es wurde immer seltener. Inzwischen besuche ich sie alle drei Wochen. Ich gebe ihr zu wenig von meiner Zeit. Meine Freunde meinen, ich würde eher zu viel tun. Ich spüre, sie wollen mich schonen, aber sie haben unrecht. Ein Kollege klagt in fast jeder Besprechung darüber, dass seine Schwiegermutter jetzt dement ist. Ich will es nicht mehr hören, attackiere ihn dafür an anderer Stelle. Er wundert sich. Seine Frau übernimmt die ganze Pflege und er jammert dauernd, wie schlimm es für ihn ist. Reines Selbstmitleid. Hoffentlich bin ich nicht genauso. Luise tut mir leid, ganz arg. Luise macht etwas mit mir. Wenn ich im dritten Stock auf ihrem Balkon stehe und die Häuser, Straßen und Menschen sehe, spüre sogar ich, wie weit weg das alles für sie ist. Da draußen. Unerreichbar. Ich schaue hinunter auf die Betonsteine vor dem Haus. Ob sie manchmal hier steht und überlegt, ob sie springen soll? Damit es aufhört. Die Frage kam, glaube ich, schon mal. Sie war nie erkennbar religiös wie andere in der Familie. Den Tod hat sie Gott nie verziehen. Sie erwartet nichts nach dem Tod. Oder sie ist sich zumindest nicht sicher, ob da noch etwas kommt. Wenn sie glauben würde, ihrem Otto wieder zu begegnen, dann wäre sie vielleicht schon gesprungen. Darüber spricht sie nicht, schon gar nicht mit mir, dem „Herrn Dekan".

Erst fand ich es peinlich, als sie mich lautstark überall im Haus so vorstellte. Für Luise war es wichtig. Meine Anwesenheit, mein Titel werteten sie auf, machten sie zu jemand Besonderem, sollte sie vor dem Untergang bewahren und Reste ihres Stolzes retten. Wie manch anderes Wichtige habe ich es nicht gleich bemerkt. Ich fände es tröstlich, wenn sie beten würde. Aber nicht ich bin zu trösten, sondern Luise. Ich weiß ja nicht einmal, was sie wirklich aushalten muss. Ich stelle mir die Angst vor, das Warten, bis jemand von der Pflege kommt, die Scham wegen der Windeln, ihre Einsamkeit, diese ziellose innere Unruhe, die bissigen Kommentare ihrer Mitbewohner, wenn sie wieder mal im falschen Zimmer ist oder ihren Krückstock verwechselt. Gut, zugegeben, sie hat inzwischen drei. Ich dachte zunächst, nur sie sei so aggressiv, aber vor dem Fahrstuhl und drin geht es manchmal hoch her. Vor allem zur Essenszeit. Es hat etwas Bedrohliches, obwohl sie alle alt und gebrechlich sind. Alles in allem ein gutes Heim, aber leben möchte ich da nicht. Hätte ich eine Alternative?

Noch kann ich hier wieder raus, trete durch die Ausgangstüre in die Dunkelheit, atme tief aus und spüre die Kälte dieses Januarabends. Sie tut mir gut. Es wird schneien. Ich schaue hinauf zum dritten Stock. Luise wird jetzt eingerieben für die Nacht. Vielleicht von der Schwerathletin, so nenne ich sie insgeheim. Eine freundliche Frau aus Kasachstan mit hübschem Gesicht und dem Körper und der Kraft einer Hammerwerferin. Luise behauptet, diese Pflegerin hätte ihr beim Einreiben eine

Rippe gebrochen. Ich habe ihr damals nicht geglaubt, weil sie so wirr war. Heute würde ich der Behauptung nachgehen. Vorbei.

Das Personal wechselt, die Nachtschicht kommt. Die, die ich durch Luise näher kennengelernt habe, passen nicht zu den Alarmmeldungen von Pflegemissbrauch und schlechter Betreuung. Ich werde über besondere Vorkommnisse informiert, bekomme auf meine Fragen bereitwillig Antwort. Der Ton im Haus ist angenehm. Nicht zu laut. Luise wird zu den Mahlzeiten eingeladen – jedenfalls wenn ich dabei bin. Und wenn sie mal wieder nicht essen will, hält man es für sie warm. Vielleicht hatte Luise einfach Glück? Obwohl sie es nicht zu schätzen scheint, denn sie bleibt den Pflegenden gegenüber misstrauisch, distanziert, mitunter feindselig und droht schon mal damit, einer Pflegerin den Hals umzudrehen. Die überhört das, bleibt geduldig und geht nicht ohne Gruß, auch wenn gerade nichts mit Luise geht. Von manchen wird sie geduzt. Mich irritiert es immer noch. Als ich Luise dazu befrage, meint sie: „Das ist mir egal. Die wissen's nicht besser. Die kommen vom Dorf." Sie wechselt in ihrem Umgang mit den Pflegenden zwischen großzügigen Gesten, zeigt stolz die Fotos ihrer Urur-nichte und hat ihre Lieblinge. Doch dann begegnet sie den Pflege- oder Hilfsangeboten des Personals wieder mit tiefstem Misstrauen: „Ihr braucht euch gar nicht einzuschmeicheln, was wollt ihr denn wieder von mir?!"

Luise sieht sich als die älteste Tochter nach dem Tod ihrer Eltern in deren Nachfolge und will das Sagen haben. Auch hier im Heim gibt sie die Bestimmerin. „Der Laden gehört mal richtig aufgeräumt, damit was vorwärts geht!", sagt sie dem Personal und mir. Sie mischt sich ungefragt lautstark in Gespräche anderer ein, gibt scharfzüngige und erstaunlich treffende Kommentare über Anwesende oder das Leben im Haus ab. Sie hört besser als ich und sieht noch ausgezeichnet. Zeitlebens war sie eine Frau mit guten Manieren. Ich versuche dann abzulenken, aber denke mir: Luise, du hast zum Teil ja recht. So schwankt sie zwischen resignierter stummer Anpassung und massivem erfolglosem Protest. Und ich schwanke zwischen meinem Wunsch, sie zu schützen, meiner Zuneigung zu ihr und der Peinlichkeit.

Ich gehe hinüber zum Parkplatz. Die Heimfahrt ist nicht einfach, obwohl ich die lange Strecke fast im Schlaf kenne. Ein paar Mal war ich auch kurz davor es zu versuchen. Es war knapp, der Schrecken hat mich wieder munter gemacht. Erschöpft, aufgewühlt, in Gedanken bei Luise, traurig, ratlos ... Meine Gemütszustände, wenn ich von ihr komme, sind der Fahrtauglichkeit oft nicht zuträglich, vor allem jetzt, da der Schneefall stärker wird. Bevor ich den Motor anlasse lehne ich mich zurück und schließe die Augen. Denke an Luise in ihrem Bett, sehe vor mir die Frau, die ich liebe, und denke an meine Mutter. Ein Vaterunser und dann geht es los. Das Brummeln des Sechszylinders ist irgendwie beruhigend.

Früher bin ich so schnell heimgefahren wie nur möglich, als wäre ich auf der Flucht. Bei lauter Musik. Reggae, was Sonniges, Beschwingtes. Manchmal habe ich auch ein Kinderlied aus dem Gesangbuch gesungen: Heut war ein schöner Tag, die Sonne hat mich müd gemacht. Ich hab gespielt, ich hab gelacht. Darum ich dankbar sag: Heut war ein schöner Tag ... – bis mir die Tränen runter liefen.

Jetzt fahre ich die ersten hundert Kilometer bewusst langsam und nehme innerlich Abschied. Gehe meinen Gedanken nach. Ist auch nicht ganz ungefährlich. Auf der Fahrbahn liegt eine dünne Schneedecke. Das Licht überholender Laster blendet. Einige Unaufmerksamkeiten, Sehschwierigkeiten und Gähn-Attacken sprechen für eine Pause. Ich fahre auf einen Rastplatz, stelle mein Handy als Wecker. 30 Minuten reichen. Die Rücklehne ist kaum flach gestellt, schon bin ich weg. Erstaunlicherweise habe ich einen Traum, an den ich mich sogar erinnern kann: Ich bin in einem halbdunklen Raum, einer kleinen Kirche oder Kapelle, und stütze mich mit aller Kraft mit beiden Armen gegen die Flügel einer dicken Holztür. Währenddessen sehe ich, wie unter meinen Füßen Wasser durch die Türritzen dringt. Unaufhaltsam. So sehr ich auch dagegenhalte, das Wasser steigt an mir hoch. Plötzlich erscheint Luises Gesicht im kleinen Fenster neben der Tür. Sie schaut mich stumm und traurig an.

Das Handy klingelt. Die Scheinwerfer eines ausparkenden Lasters streifen mich. In der kurzen Zeit wird mein Auto eingeschneit. Für einen Augenblick weiß ich nicht, wo ich bin und schließe nochmals die Augen. Leichte Panik, dann hupt ein LKW, das gibt Orientierung. Zur Toilette gehen, Fenster und Scheinwerfer vom Schnee befreien, weiterfahren. Eine Stunde wird es mindestens noch dauern, bis ich daheim bin.

Nach der Pause brauche ich einen Überblick zur Verkehrslage, also Radio an. Vorher eine Meldung, die mich lachen lässt: Ein einundachtzigjähriger Wiener hat sich nach Deutschland verirrt. In Breitbrunn am Ammersee dreht er mit seinem Auto drei Stunden lang seine Runden, bis schließlich ein Mitarbeiter eines Seniorenheims auf ihn aufmerksam wird. Na klar, wer sonst! Er hat den Pkw beobachtet, wie er auf den immer gleichen Straßen des Wohngebietes im Kreis fährt. Bereits drei Tage zuvor hatten die Kinder des leicht altersdementen Österreichers ihren Vater als vermisst gemeldet. Was gibt es da zu lachen? Na ja, bei Luise und ihren Aussetzern oder Reaktionen ist manches wie Situationskomik. Man darf sie nicht auslachen. Aber sie lacht ja selbst auch ab und zu, aber lieber über andere. Das ist in Ordnung.

Ich brauche einen Kaffee. In der Holledau fahr ich raus. In der Raststätte das Übliche: LKW-Fahrer, Skitouristen. Ein Rollstuhl, Holländer, über siebzig. Er füttert sie. Kartoffelbrei, Bratwurst und Kraut. Er macht das geschickt, geduldig und liebevoll. Ich schaue den beiden gerne zu. Auch Menschen, die man gar nicht kennt, sind eine Botschaft.

Und wieder die Frage: Wie halten die Pflegenden das aus? Luises Pfleger hat mir erzählt, er hat geheiratet und ein Pferd. Das hilft ihm die Schattenseiten seines Berufs zu vergessen. Aber Frauen und Männer, die ihre dementen Männer und Frauen pflegen, Tag und Nacht? Was haben die? Selbsthilfegruppen, Tagespflege, Angehörige, die sie entlasten? Da ist viel Liebe im Spiel, aber man soll es nicht schönreden, sondern nehmen wie es ist. Wie einem ist.

Mir fällt beim Fahren ein Fall aus einer früheren Gemeinde ein. Zwei alte Leute, er war pflegebedürftig. Ich kannte sie von einem Geburtstagsbesuch. Die kleine Wohnung war ganz auf ihn abgestimmt, das Pflegebett stand mitten im Wohnzimmer. Sie tat offensichtlich alles für ihn, hatte ihr eigenes Leben aufgegeben. Nicht mit Groll, sondern weil es das Schicksal forderte. Eines Tages sah ich Sanitätsauto und Polizei vor dem Haus. Sie hatte das schönste Paradekissen ihrer Aussteuer genommen. Ihr Mann mochte es, denn er musste höher liegen. Er schlief. Sie löschte das Licht, weil sie ihn nicht ansehen konnte. Legte sich mit dem Kissen einfach auf ihn. Sie spürte keine Gegenwehr. Warum auch? Als hätte er darauf gewartet. Dann rief sie den Hausarzt an und die Kinder, setzte sich wie all die Jahre an sein Bett und hielt seine noch warme Hand. Nur die Augen konnte sie ihm nicht schließen. Sein offener Mund schien, als habe er zugestimmt, sagte mir hinterher die Tochter, dennoch war es Mord nach geltendem Recht. Ich möchte nicht der Richter sein.

Jetzt tauchen immer öfter solche Meldungen in der Zeitung auf. Und ich lese sie genau und anders als früher. Auch das hat mit Luise zu tun. Die Autobahn leert sich. Gott sei Dank hat Luise mich noch nicht gefragt oder bedrängt, dass ich ihr helfe, ihrem Leben ein Ende zu setzen. Assistierter Suizid nennen es die Fachleute, darüber wird heftig diskutiert. Als ich die erschreckenden Veränderungen merkte, denen Luise durch den Verlust ihrer zerebralen Funktionen ausgesetzt war, nahm ich mir ernsthaft vor: Soweit soll es mit mir nicht kommen. Ich suche mir jemanden, der mir den Ausstieg ermöglicht. Doch wen und wann? Meine Leibärztin – so nenne ich sie scherzhaft – wüsste wie, würde aber nicht mitmachen. Die Frau, die ich liebe? Ich könnte ihr nicht einmal meine Absicht mitteilen. Meine Schwester? Die könnte es nicht und würde schon am Ansinnen zerbrechen. Meine Tochter? Frag ich erst gar nicht. Es bleibt niemand. Und natürlich sind die alles entscheidenden Fragen: Wie und wann? Über das Wie ließe sich reden.

Beim Wann wäre es soweit, wenn ich meine Nächsten nicht mehr erkenne. Aber das würden mein Frau, meine Tochter und manche Freunde niemals akzeptieren. Ich weiß, es ist kein Rettungsweg.

Eine Freundin hat mir geholfen, als ich ihr von Luise und dem Drama des Vergessens erzählte und mich beiläufig an das Bibelwort erinnerte: Er, Gott, hat ein Gedächtnis gestiftet seiner Wunder. Wenn mich einmal mein Gedächtnis verlässt, dann ist da noch jemand, der das Wunder meines Lebens – und nach allem, was mir in diesen zweiundsechzig Jahren geschehen ist, glaube ich daran wirklich – nie vergisst. Das ist doch gut! Davon ausgehend habe ich mir eine eiserne Ration „Gotteserinnerung" zurechtgelegt, die ich – wie Luise früher ihre Gartenbeete – hege und pflege, und die hoffentlich in mir und bei mir bleiben bis zuletzt: Psalm 23, das Vaterunser, den Anfang von Psalm 103, das Glaubensbekenntnis, Psalm 121 und dieses: Dennoch bleibe ich stets an dir ... aus Psalm 73.

Dass man um halb zwölf noch einen Radarblitzer auf dem Mittleren Ring platziert, ist eine Frechheit, wo ich doch einfach nur heim will. Heim zu kommen ist ein gutes Gefühl. Durch Luise weiß ich: Heimat ist kein Ort, sondern ein Lebensgefühl. Ich fahre vors Haus, Lichter aus, der Motor verstummt. Im Zimmer meiner Tochter brennt noch Licht. Sonst ist alles dunkel. Vielleicht hat sie auf mich gewartet. Luise schläft. Hoffentlich. Ich bin dankbar, egal was kommt. Ja.

Heute tanzen wir mit dem Rollstuhl

Von Raimund Cichos

Der Text wurde auf der Grundlage eines Interviews verfasst.

Wenn ich heute meine Frau anschaue, wie sie da sitzt in ihrem Sessel, unfähig mit mir zu reden, zu lachen oder auch nur eine Runde spazieren zu gehen, dann sehe ich keine Kranke, sondern noch immer die Frau, die sie war, als wir uns kennenlernten. Ich war damals neunzehn, sie fünf Jahre älter. Ich hatte gerade meine Lehre zum Friseur beendet und begann eine neue Stelle in dem Friseursalon, in dem sie arbeitete. Sie war so lebenslustig, so agil, so sexy. Ich fühlte mich sofort zu ihr hingezogen. Es dauerte zwei Jahre, bis sie sich von ihrem Mann, mit dem sie eine sechsjährige Tochter hatte, trennte und wir zusammenkamen. Das ist jetzt 40 Jahre her. Seit 38 Jahren sind wir verheiratet. Seitdem waren wir fast jeden Tag zusammen.

Unser Leben vor der Krankheit war ein einfaches, aber gutes Leben. Wir haben gemeinsam ein Haus gebaut und uns einen eigenen Friseursalon gekauft. Durch die Selbstständigkeit hatten wir leider nie viel Zeit, um Freundschaften regelmäßig zu pflegen. Um groß Auszugehen, zum Tanzen zum Beispiel, fehlte uns meist das Geld.

Aber Weggehen oder große und lange Reisen waren uns beiden zum Glück auch nicht so wichtig. Unsere Freizeit verbrachten wir mit der Familie. Die stand neben dem Geschäft immer an erster Stelle. Am Wochenende waren wir mit ihrer – mittlerweile unserer – Tochter bei den Großeltern oder genossen die Zeit in unserem Haus und Garten. Wir machten uns keine Sorgen um die Zukunft, das Leben war gut so wie es war.

Es war der 15. Januar 2003, der alles verändern sollte. Meine Frau hatte eine Routineuntersuchung in der Charité. Sie leidet schon seit vielen Jahren an einer Hautimmunerkrankung und musste sich alle Vierteljahre untersuchen lassen. Es war sehr kalt an diesem Tag und so habe ich meine Frau früh am Morgen zum Bus bei uns in Berlin-Lichtenrade gebracht. Nach der Untersuchung wollte sie in den Friseursalon kommen. Zwei Jahre nachdem wir ein Paar wurden, haben wir das Geschäft gekauft. Sie hat die Frauen frisiert und ich die Männer. Es war schön, Tag für Tag Seite an Seite zu arbeiten.

Als meine Frau gegen Mittag immer noch nicht von ihrer Untersuchung zurück war, wurde ich unruhig. War im Krankenhaus etwas schief gegangen? Hatte sich ihre Erkrankung verschlimmert? Was wirklich passiert war, ahnte ich zu diesem Zeitpunkt noch nicht. Meine Frau hatte die Klinik längst verlassen, war in die U-Bahn gestiegen, um zurück zum Geschäft zu fahren. Irgendwo zwischen der Charité und Lichtenrade hat sie die Orientierung verloren. Sie vergaß, an welcher Haltestelle sie aussteigen musste. Erst gegen Abend schaffte sie es, sich ein Taxi zu bestellen, gab unsere Straße an und kam nach Hause.

Die Diagnose hatten wir ein paar Wochen, nachdem das CT gemacht worden war. Wobei es nicht stimmt, dass wir die Diagnose wussten. Denn meine Frau wollte von den Ergebnissen der Untersuchung nichts wissen. Ich war es, der mit der Hausärztin sprach. Sie erzählte mir, dass eventuell ein kleiner Schlaganfall vorausgegangen war. Die Ergebnisse der Untersuchung im Krankenhaus waren eindeutig: Es war Alzheimer. Mit meiner Frau konnte ich über das, was ich erfahren hatte, nicht sprechen. Es war wie ein unausgesprochenes Gesetz zwischen uns, dass wir über ihren Blackout und die Krankheit kein Wort verlieren. Bis heute ist das Wort Alzheimer nie zwischen uns gefallen, die Diagnose nie ausgesprochen worden.

Nach dem Blackout hörte meine Frau auf zu arbeiten. Da war sie neunundfünfzig Jahre alt. Der Verlauf der Krankheit ging schnell. Zuerst war es das Sprechen, das ihr immer schwerer fiel. Sie suchte nach Worten, konnte nur noch mit großen Schwierigkeiten telefonieren. Wenn sie mit jemandem sprach, vergaß sie, wer angerufen hatte.

Wenn ich heute zurückblicke, glaube ich, dass die Krankheit schon lange vor dem Blackout da gewesen war, ich habe es nur nicht gesehen. Wenn sie etwas im Geschäft suchte und nicht fand, dann dachte ich, sie sieht es nicht. Als wir einmal zusammen Fahrrad fuhren und sie nicht mehr wusste, wie sie vom Fahrrad herunterkommen sollte, habe ich nur gesagt, dass sie das Rad schräger halten muss. Der Sattel war etwas zu hoch für sie und ich dachte, deswegen würde sie Probleme haben abzusteigen. Es gibt viele Beispiele dieser Art. Ich habe es nur einfach nicht gesehen, nicht verstanden. Vielleicht habe ich es auch nicht sehen wollen.

Im ersten Jahr nach dem Blackout wurde es für mich immer schwieriger, arbeiten zu gehen. Zuerst machten wir überall kleine Zettel: „Nicht rausgehen“ stand darauf oder „Schlüssel nicht vergessen“. Aber ich merkte doch, dass es schwer für sie war, auf einmal so eingeschränkt zu sein und nicht mehr ihrem Beruf nachgehen zu können, den sie so geliebt hat. Sie hat immer viel gearbeitet. Im Friseursalon und auch zu Hause. Das Geschäft, den Haushalt, das Kochen. Sie war immer so tüchtig und pflichtbewusst. Und auf einmal war schon das Kartoffelschälen eine Anstrengung für sie, weil sie sich nach ein bis zwei Kartoffeln nicht mehr konzentrieren konnte. Auch das Lesen und Schreiben fiel ihr schwer. Anfangs habe ich immer noch mit ihr geübt, ihren Namen zu schreiben. Aber ihre Hilflosigkeit zu sehen, wenn sie es dann nicht schaffte, war hart. Ich habe die Übungen aufgegeben. Warum sollte ich sie so quälen?

Natürlich hat meine Frau gemerkt, dass sie Dinge, die früher normal gewesen waren, nun nicht mehr konnte. Sie war damals sehr traurig, hat viel geweint. Manchmal, wenn sie gar nicht mehr weiter wusste, hat sie mich auch beschimpft. „Du Doofer“, hat sie dann gesagt. Anfangs haben mich ihre Worte erschreckt. Ich wusste da noch nicht, dass die Wut und die Beschimpfungen Teil der Krankheit sind. Ich hatte mich nicht belesen, ich wusste nicht, was wirklich auf uns zukommt. Und diese Beschimpfungen wirkten so fremd in ihrem Mund, waren so anders als das, was ich sonst von meiner Frau kannte. Sie, die in unserem Geschäft immer mit den Kunden scherzte, die so ein freundliches Wesen hatte und selten ein böses Wort verlor. Später, als die Beschimpfungen weniger wurden, kam die Hilflosigkeit. „Ich will nicht mehr“, hat sie gesagt. Sie hat zum Glück nie gesagt, dass sie nicht mehr leben will. Ich hätte nicht gewusst, wie ich damit umgehen sollte. Im zweiten Jahr ihrer Krankheit fing meine Frau an, ihren Kot überall im Haus zu verstecken. Als ich das merkte, wusste ich, dass ich von nun an ganz für sie da sein musste. Ich gab das Geschäft auf. Wir hatten schon öfter darüber gesprochen, es einmal zu verkaufen und so war der Schritt für sie nicht ganz so unverständlich.

Seitdem dreht sich mein Leben um meine Frau. Jeder Tag, jede Stunde ist auf sie abgestimmt und mit ihrer Pflege ausgefüllt. Zweimal die Woche kommt morgens eine Schwester, die mir beim Waschen und Anziehen hilft. Die Pflege meiner Frau übernehme ich weitestgehend alleine. Ich setzte sie um und mache ihr die Haare, die ihr als Friseurin immer so wichtig waren. Auch die künstliche Nahrung, die sie braucht, weil sie nicht mehr alleine essen kann, gebe ich ihr. Es macht mir nichts aus, sie zu pflegen, denn ich liebe sie. Aber manchmal wird es auch mir ein bisschen zu viel. Abends wenn ich sie ins Bett gebracht habe, sitze ich oft noch ein paar Minuten im Wohnzimmer um abzuschalten. Meistens sitze ich nur da, denn lesen oder fernsehen strengt mich inzwischen zu sehr an. Ich bringe einfach die nötige Konzentration nicht mehr auf. Manchmal höre ich noch Musik, aber oft genieße ich einfach nur die Ruhe.

Diese paar Minuten am Abend, das ist mein Moment. Den brauche ich. Anschließend lege ich mich zu ihr ins Zimmer. Nicht ins gemeinsame Bett, wie früher, sondern in das Bett neben ihr. Neben dem Pflegebett. Dann höre ich auf jeden Atem, jedes Wimmern. Kaum zu glauben, dass ich einst ein Tiefschläfer war. Heute muss sie sich nur bewegen, dann bin ich schon hellwach. Frage mich, ob es ihr gut geht. Stehe auf und sehe nach. Ich drehe sie auf die andere Seite, streiche ihr über die Wange. Erst dann kann ich wieder schlafen.

Einmal im Monat gehen wir gemeinsam ins Tanzcafé. Das ist eine Einrichtung einer Alzheimer-Initiative. Es spielt eine Live-Band, Angehörige tanzen mit Betroffenen. Als meine Frau noch laufen konnte, haben wir da gemeinsam getanzt. Wange an Wange. Es war schön sich mit ihr zur Musik zu bewegen. Auch noch, als sie schon nicht mehr tanzen konnte und wir einfach nur gemeinsam, eng umschlungen auf der Tanzfläche standen. Auch heute noch gehen wir ins Tanzcafé. Natürlich können wir nicht mehr so miteinander tanzen wie früher, heute drehe ich sie in ihrem Rollstuhl. Ich kann mich austauschen und sie ist unter Menschen und nicht allein. Ich merke, wie sie sich freut und es genießt, wenn viele Menschen um sie sind. Manchmal denke ich, ich würde ihr gern mehr Gesellschaft bieten. Ich wünschte, ich könnte mehr tun.

An zwei Tagen in der Woche wird sie in einer Alzheimer-Initiative betreut. In dieser Zeit kann ich mal zum Arzt gehen oder Einkäufe erledigen. Die Zeit brauche ich, denn inzwischen bin ich auch krank. Ich habe Rheuma und Morbus Bechterew. Mein Rücken wird schief. Eine Zeitlang war ich in psychiatrischer Schmerztherapie. Das hat mir sehr geholfen. Nicht nur, um mit meinen Schmerzen zu leben, sondern es hat mir auch geholfen, mit der Krankheit Alzheimer umzugehen und darüber reden zu können. Denn das musste ich erst lernen, genauso wie ich lernen musste, Entscheidungen alleine zu treffen. Früher haben wir immer alles gemeinsam beschlossen. Meine Frau hat mich liebevoll in die richtige Richtung gelenkt. Wenn sie etwas wollte, dann wollte ich es auch. Umgekehrt war es genauso. So war das eben. Wir waren ein Team. Heute muss ich erahnen, was sie will, mich fragen, wie sie es gemacht hätte.

Die Gruppe der Alzheimer-Angehörigen hilft mir, das Leben ohne ihre leitende Hand zu meistern und mit der Krankheit umzugehen. Mittlerweile ist die Gruppe sogar so etwas wie eine zweite Familie für mich geworden. Vor allem unsere Tochter, und auch Freunde und Nachbarn unterstützen mich, wo immer es geht. Hören mir zu, kochen mir eine Mahlzeit. Die Küche war ja immer das Reich meiner Frau.

Die Initiative, die Freunde, die Familie: All das hilft, aber die Schmerzen und die Traurigkeit gehen nie ganz weg. Mir geht es da wie den meisten Angehörigen. Man fühlt zu sehr mit, besonders wenn man einen Menschen so sehr liebt, wie ich meine Frau. Das tut dann weh, erst psychisch, dann physisch.

Trotz all der Schwierigkeiten gibt es auch mit der Krankheit viele schöne Momente in unserem Leben. Bis vor vier Jahren sind wir noch gemeinsam mit unserer Wandergruppe durch die Wälder gezogen, vor drei Jahren haben wir mit unserer Tochter und den Enkeln einen Urlaub gemacht. Natürlich sind unsere Unternehmungen nicht mehr so wie früher vor der Krankheit. Vieles an der Art unserer Aktivitäten hat sich in den vergangenen acht Jahren geändert. Heute muss ich schauen, ob es da, wo wir hingehen, rollstuhlgerecht ist und ob eine medizinische Versorgung gewährleistet werden kann. Aber eines hat sich nicht geändert: Noch immer machen wir fast alles zusammen. Auch als meine Frau letztes Jahr zwei Wochen im Krankenhaus war, bin ich bei ihr geblieben. Die Schwestern haben mir extra ein zweites Bett in den Raum gestellt, damit ich bei ihr schlafen kann. Auch das ist etwas, was ich während der Krankheit oft erlebt habe: Hilfe und echte Anteilnahme. Zum Teil von völlig fremden Personen.

Vergangenes Jahr habe ich mir und uns noch einen Wunsch erfüllt. Es klingt albern – aber ich wollte immer mit ihr im Hotel Adlon Kaffee trinken gehen. Natürlich hätte ich auch mit einem anderen gehen können, aber ich wollte es eben mit ihr machen. Mit dem Rollstuhl sind wir ins Adlon gefahren, ich habe Kakao und Kuchen bestellt. Es war schön, sich diesen Wunsch noch zu erfüllen. Wer weiß, wie viel Zeit uns noch bleibt. Ich plane nicht mehr, was in einem Jahr ist oder in zwei Jahren, wie früher, als wir noch gearbeitet haben und an Krankheit nicht gedacht haben. Damals hatten wir Pläne fürs Alter. Reisen wollten wir, in den Schwarzwald und ins Allgäu. Heute zählt nur noch der Tag. Pläne für die Zukunft haben wir nicht mehr.

Es bleiben zwei Koffer

Von Nadine Ahr

Ich sitze auf dem braunen Sofa in der vollgestellten Wohnstube meiner Großmutter, blicke durch den vertrauten Raum, in dem ich so viele Stunden meiner Kindheit verbrachte. An den Wänden hängt ein ganzes Leben: ein Ölbild eines Obstkorbes, das mein Vater als Schuljunge gemalt hat. Auf der Anrichte Fotos von mir, der einzigen Enkeltochter. Als Baby auf dem Arm meiner Großmutter, als Kind im Schrebergarten mit meinem Großvater, ein Porträt als Jugendliche und ein Bild von mir und meinem Lebensgefährten.

Meine Großmutter, Marie Ahr, sitzt im Fernsehsessel, über ihre Knie ist eine alte Decke gelegt, die sie früher einmal selbst gestrickt hat. Sie schaut abwesend aus dem Fenster, ihre Hände liegen zitternd unter der Decke. Sie friert nicht, die Heizung ist voll aufgedreht. „Die haben uns ganz schön dran gekriegt", sagt sie. „Die waren hier in unserer Wohnung, haben alles ausgeräumt." Ihrer Stimme ist leise. Dennoch höre ich die Angst darin. Marie Ahr erzählt von einem Überfall, von Jugendlichen, die auf der Straße getrunken und dann randaliert haben.

Ich höre geduldig zu, versuche sie zu beruhigen. Ich weiß, es gibt keinen Überfall, keine Jugendliche, keinen

Einbruch. Meine Großmutter ist vor zwei Tagen in ihrer Wohnung gestürzt. Auf dem Weg zum Bad, weil sie vergessen hatte, den Rollator zu benutzen, den wir ihr vor einem Jahr gekauft haben. „Oma, du bist gefallen. Es ist alles Ordnung“, sage ich und lächle sie an. Marie Ahr dreht ihren Kopf zu mir. Ihr linkes Auge ist vom Sturz blau verfärbt, über der Wunde auf der Stirn hat sich etwas Schorf gebildet. Verletzt und verletzlich ist sie, denke ich. „Die haben uns ganz schön gepackt“, sagt sie noch einmal mit fester Stimme, als wolle sie es beschwören. Mich überzeugen, dass es auch wirklich passiert ist. Ich blicke zur Tür, in der mein Großvater steht. Als unsere Blicke sich treffen, sehe ich die Verzweiflung in seinen Augen und ich sehe noch etwas: Er kennt das hier.

Als ich mich später mit ihm in die Küche setze, erzählt er mir, dass es nicht das erste Mal ist, dass meine Oma Dinge sieht, die nicht da sind, von Erlebnissen berichtet, die nie passiert sind. „Wann fing das an?“, frage ich ihn. „Weißt du noch, als vor zwei Jahren das Dach des Hauses gegenüber neu gemacht wurde?“ Ich weiß es noch. Damals hat sie gesagt, dass die Dachdecker die ganze Nacht da gewesen wären.

Es ist zwei Jahre her seit ich mit meinem Opa in der Küche gesessen habe und er mir die Geschichte mit den Dachdeckern erzählt hat. Zwei Jahre, seit ich die Gewissheit hatte, dass sie krank ist. Demenz. Wenn ich heute zurückblicke, weiß ich, dass es eigentlich viel früher begann. Irgendwann fielen ihr Namen nicht mehr ein. Einmal fragte sie mich, ob meine Mutter schon aus ihrem Urlaub zurück sei, obwohl die Reise schon über ein halbes Jahr zurücklag. Immer öfter vergaß sie, an meinem Geburtstag anzurufen. Auch optisch veränderte sie sich. Früher hatte sie sich schick gemacht, wenn jemand zu Besuch kam. Doch dann begrüßte sie mich immer öfter in Leggins und Schlabberpullovern. Ich schob die Vergesslichkeit auf das Alter, schließlich ist sie schon Ende achtzig, und redete mir ein, dass sie sich zu Hause ja nicht hübsch anzuziehen brauche. Doch ich übersah dabei das Wesentliche: Meine Oma, die gute Fee meiner Kindheit, war krank.

Meine Großmutter Marie Ahr ist für mich immer eine Stütze im Leben gewesen: jeden Nachmittag betreute sie mich als Kind. Meine Mutter war allein erziehend und berufstätig, der Kindergarten schloss um vier, meine Mutter arbeitete bis sechs. Oma Ria, wie ich meine Großmutter als Kind nannte, half. Oma war da, wann immer sie konnte. Machte mir Häppchen zum Abendbrot, auf denen furchtbar viel Butter war, ließ mich morgens Zeichentrickserien gucken und Schokoladenpudding essen.

Die Wohnung meiner Großeltern war stets ein Ort, an dem ich umsorgt wurde und mich zu Hause fühlte. Dass diese Frau, die doch immer für mich da gewesen war, auf einmal selbst jemanden brauchte, der sie umsorgt, der ihr Häppchen macht, das war für mich unvorstellbar.

Kurz nach dem Gespräch mit meinem Großvater zog ich von Hannover nach Berlin. Als ich danach das erste Mal wieder zu meinen Großeltern nach Hannover komme, ist die Stimmung zwischen den beiden merkwürdig gereizt. Wenn meine Großmutter etwas sagen will, reagiert mein Großvater abwertend. „Ach du, erzähl nicht“, sagt er dann und unterbricht sie. Als ich nachfrage, winkt mein Opa ab, murmelt unverständlich etwas vor sich hin und geht in die Küche. Ich beginne mich im Verwandtenkreis umzuhören. Die Schwiegertochter meines Großvaters – er hat ein Kind aus einer früheren Ehe – kann schließlich alles aufklären. Sie erzählt mir von einem Besuch bei meinen Großeltern. Gemeinsam saßen sie alle bei Kaffee und Kuchen im Wohnzimmer. Als mein Opa vor die Haustür ging, um die Post zu holen, schrie meine Großmutter plötzlich: „Schnell versteckt euch, wenn der zurückkommt, bringt der uns alle um." Sie sei kaum wieder zu beruhigen gewesen, mein Großvater hätte geweint.

Es war eine Szene, die sich so oder so ähnlich in den kommenden Monaten wiederholen sollte. Meine Großmutter hatte verlernt, Realität und alte Ängste aus der Vergangenheit auseinander zu halten. Wie ihr Lebensgefährte war auch sie vorher einmal verheiratet gewesen. Es war keine glückliche Ehe. Ihr Ehemann war gewalttätig, schlug meine Großmutter regelmäßig. Marie Ahr ertrug es, bis er vor über 40 Jahren starb. Erst nach dem Tod ihres Mannes fand meine Oma ihr Glück mit ihrem Lebensgefährten Edwin Ludwig. Doch durch die Krankheit vergaß Marie Ahr, dass der Mann, mit dem sie heute zusammenlebt, nicht ihr verstorbener Ehemann ist, vor dem sie sich immer gefürchtet hatte, sondern der Mann, der sie liebt, ihr auf die Toilette hilft und sie abends zudeckt.

Jeden Morgen brachte sie neue Beschuldigungen gegen ihn vor. Er hätte Frauen da gehabt, eine Party gefeiert. Mein Großvater ist neunzig Jahre alt. Ich versuche ihr zu sagen, dass sie all das nur geträumt hat. Doch sie lässt sich von ihren Vorwürfen nicht abbringen. Einmal bezichtigt sie ihn, ihr Geld gestohlen zu haben. Gemeinsam suchen wir die Wohnung ab und finden 500 Euro in ihrem Bademantel. Sie hatte es nur verlegt.

In der Zeit, in der meine Großmutter immer verwirrter wird, wird die Wohnung für meinen Großvater zum Gefängnis. Nur wenn die Schwestern da sind, traut er sich vor die Tür, um Einkäufe zu erledigen. Früher war mein Großvater ständig draußen in dem Schrebergarten, den sie sich gemeinsam gekauft hatten. Jeden Vormittag nach dem Frühstück hat er sich seine Gartenschuhe angezogen und sich auf den kurzen Fußweg zu seinem Reich gemacht, während meine Oma putzte und das Mittagessen vorbereitete. Er liebte den Garten, die Natur. Jetzt findet sein Leben auf 80 Quadratmetern statt, das Essen liefert ein Bringdienst.

Ich schlage meinen Großvater vor, ein Heim für sie beide zu finden, damit er mal wieder ohne Sorge um meine Großmutter vor die Tür gehen kann. Aber davon will er nichts wissen. „Wir leben seit vierzig Jahren in dieser Wohnung und wir verlassen sie nur mit den Füßen zuerst." Auch mit meiner Großmutter versuche ich immer wieder über das Thema Pflegeheim zu sprechen. Manchmal zeigt sie sich begeistert und möchte sofort umziehen. Einen Tag später bestreitet sie, mir je zugestimmt zu haben. Letztlich finden wir einen Kompromiss. Um meinen Großvater zu entlasten, kommt morgens und abends Pflegepersonal, das ihr beim Anziehen hilft und sie zu Bett bringt. Für eine Weile scheint es, als gehe alles gut. Beide kommen mit der neuen Situation gut klar, es bringt etwas Abwechslung in ihren Alltag.

Die Vorwürfe meiner Großmutter bleiben. Aus der früher so liebevollen Frau, die es immer allen recht machen wollte, ist ein wütender und zugleich ängstlicher

Mensch geworden. „Du musst Liebe geben, dann bekommst du sie auch zurück", hat sie mir als Kind gesagt. Das war ihr Lebensmotto. Marie Ahr hat viel Liebe in ihrem Leben gegeben, hat still die Dinge erduldet, die ihr nicht gefielen, und sich über Kleinigkeiten gefreut, die für andere selbstverständlich waren. Jedes Mal, wenn sie mich in ihrem Auto wieder nach Hause zu meiner Mutter brachte, sagte sie mir, wie glücklich sie sei, Auto fahren zu können. Als wäre es etwas ganz Besonderes und Einzigartiges. Marie Ahr war über dreißig Jahre alt, als sie den Führerschein machte. Es war ihre Form der Emanzipation. Mein Großvater ließ immer sie ans Steuer, weil es ihr so viel Spaß machte. Auf ihren Ausflügen nach Thüringen, wo sie beide herkommen, in den Harz, den sie so gern mochte.

Das gemeinsame Leben von Marie Ahr und Edwin Ludwig war kein aufregendes, sondern ein beschauliches Leben. Sie brauchten keine weiten Reisen, keine Theaterbesuche und teure Restaurants. Sie hatten sich, ihren Schrebergarten, die Wohnung und ihr Auto. Ein neu gekaufter Golf, auf den sie so stolz waren.

Auch als die beiden älter wurden und die körperlichen Gebrechen zunahmen, war ihr Leben erfüllt. Statt zu reisen saßen sie zusammen, hörten Marschmusik, die Edwin Ludwig so gern hat, und redeten über frühere Zeiten. So ist es in den letzten Jahren immer gewesen. Einfache, aber schöne Augenblicke zu zweit. Doch in den vergangenen Monaten wurden diese Momente immer seltener. Ein Gespräch mit meiner Großmutter wird schwierig, weil sie zwischendurch den Faden verliert oder grundlos Vorwürfe macht.

Als ich im Herbst vergangenen Jahres wieder einmal zu Besuch komme, ist die Verzweiflung der beiden fast körperlich spürbar. Mein Großvater hat sich in seinen Sessel zurückgezogen und döst. Er hat die Nacht kaum geschlafen, weil meine Großmutter ihn gegen drei Uhr früh geweckt und anschließend beschimpft hat. Beide haben in den letzten Monaten stark abgenommen, mein Großvater hat tiefe Ringe unter den Augen. Er ist nur noch ein Schatten seiner selbst. Ich versuche mich ein wenig mit meiner Großmutter zu unterhalten, stoße aber schnell an ihre und meine Grenzen. Ich bringe nicht die Geduld auf, Kleinigkeiten wieder und wieder zu erzählen, bis sie mich verstanden hat. Manchmal werde ich zornig, ein paar Minuten später tut es mir unendlich leid. Warum fällt es mir nur so schwer mich in ihre Welt einzufühlen, ihr Tempo anzunehmen, nicht gegen ihre Realität anzukämpfen? Schließlich ist es für mich nicht das erste Mal, dass ich mit der Krankheit Demenz konfrontiert werde.

Während meines Studiums habe ich als Aushilfskraft in einem Altersheim gearbeitet und viele Demenzkranke betreut. Die Arbeit gefiel mir. Ich verlor nie die Ruhe, hatte keine Berührungsängste. Aber jetzt ist es keine fremde Frau, kein Job. Es ist meine Oma und ich muss mir eingestehen, dass ich überfordert bin. Ich fühle mich hilflos, bin wütend und gleichzeitig traurig über die Situation.

Gegen sechs Uhr abends kommt die Pflegerin, um meine Oma bettfertig zu machen. Während sie im Badezimmer gewaschen wird, sitze ich mit meinem Großvater bei einem Glas Wein in der Küche. „Ich kann nicht mehr“, sagt er schlicht und es ist alles, was er zu sagen braucht. Ich verstehe ihn. Ich selbst bin ja schon nach ein paar Stunden mit meiner Großmutter völlig erschöpft.

Gemeinsam informieren mein Opa und ich meinen Vater. Er verspricht sich zu kümmern. Dann geht auf einmal alles ganz schnell: Eine Woche später ist Marie Ahr im Pflegeheim. Von nun an wohnt sie mitten in einem Gewerbegebiet, nicht weit von ihrer alten Wohnung entfernt. Das Pflegeheim: ein grauer Klotz. Im ersten Stock befindet sich die Einrichtung, im fünften das Arbeitsamt. Wenn man aus ihrem Fenster schaut, blickt man auf einen Parkplatz. Ob sie hier wirklich wohnen will, weiß ich nicht, sie sagt jeden Tag etwas anderes. Aus ihrem alten Leben nimmt sie nur wenig mit. Ein paar Bilder, Anziehsachen, den kleinen Wecker neben ihrem Bett. In dem Heim ist kein Platz für ihre eigenen Möbel. Ihr Zimmer wird sie sich von nun an mit einer Fremden teilen müssen.

Bei Besuchen wirkt meine Großmutter mehr denn je durcheinander und nervös. Immer wieder muss ich den schmalen Schrank in ihrem Zimmer aufmachen und ihr zeigen, welche Anziehsachen darin sind. Dann streicht sie langsam mit den Händen über die Pullover, als müsse sie sich vergewissern, dass die Kleidung im Schrank auch wirklich da ist. In dem Rollstuhl, in dem sie die meiste Zeit des Tages verbringt, kann sie schlecht sitzen. Die Fußstützen stören. Sie drückt das Unwohlsein auf ihre Art aus und fragt mich, ob ich ihre Füße nicht in meine Handtasche packen könne, dann wäre sie die dummen Dinger los. Bevor ich gehen will, fragt sie mich, was denn nun mit ihrer Wohnung sei und ob die Reinigungsfirma schon da gewesen sei. Denn dann könne sie ja wieder nach Hause gehen, oder nicht? Ich weiß keine Antwort, fühle mich hilflos, nicke nur stumm.

Die Betreuerinnen in dem Pflegeheim sind freundlich und tun ihr Bestes. Ein- bis zweimal die Woche fahren sie mit meiner Großmutter im Rollstuhl in das Einkaufscenter nebenan. Es macht ihr Spaß sich die Anziehsachen anzuschauen, sie war immer eine Frau, die Wert auf schöne Kleidung legte.

Edwin Ludwig will in der Wohnung bleiben. Zuerst sieht es aus, als tue es ihm neben all der Trauer wegen der Trennung von seiner Frau gut, ein wenig Ruhe zu haben. Doch nach acht Wochen ohne sie, dafür mit der Einsamkeit des Alters, lenkt er ein und zieht zu ihr. Wir packen gemeinsam, entscheiden welche Krawatten er mitnimmt und welche er dort lässt. Nach drei Stunden sind wir fertig.

Vierzig Jahre hat mein Großvater mit seinem Mädchen, wie er meine Großmutter nennt, in der Wohnung gelebt. Sie haben gerne hier gewohnt, in einer ruhigen Wohngegend mit Altbauten und Kopfsteinpflaster auf der Straße. Hier haben sie zusammen gelacht, sich gestritten und geliebt. Hier hat es stattgefunden, das Leben zweier Menschen. Übrig geblieben sind zwei Koffer.

Eine Woche später. Wieder sitze ich auf dem braunen Sofa in der Wohnstube meiner Großmutter, blicke durch den einst so vertrauten Raum. Die Wände sind nackt, die Fotos auf der Anrichte fehlen. Auf dem Sessel, in dem meine Großmutter so gerne saß, ist die Decke zur Seite geschlagen, so als würde sie jeden Moment wiederkommen. Daneben, auf dem kleinen Beistelltisch liegt eine angebrochene Tafel Schokolade. Nougat. Ihre Lieblingssorte. Ich nehme mir ein Stück, lasse es langsam in meinem Mund zergehen. Auch meine Oma hat die Schokolade immer gelutscht und nicht gekaut. Um sie zu genießen, hat sie gesagt, und länger etwas davon zu haben. Ich muss schmunzeln bei dem Gedanken, dass ich ihr in diesem Punkt ähnlich bin. Und auch, weil ich mich daran erinnere, wie viel von ihr, von ihrem Charakter, ihren Eigenschaften mir bleiben wird. In der Küche höre ich die Uhr ticken. Es ist kurz nach zehn. In einer Stunde kommen die Ausräumer.

Sein letztes Wort war Flugzeug

Von Christel Krupski

Der Text wurde auf der Grundlage eines Interviews verfasst.

Mein Mann Peter wurde 1939 geboren. Seit 1966 sind wir verheiratet. Zwei Jahre später kam unser Sohn zur Welt. Wir waren beide ursprünglich Schneider. In der Zuschneideschule in der Stresemannstraße haben wir uns damals kennengelernt. Mit der Schneiderei verdient man leider nur einen Hungerlohn, meist war einer von uns arbeitslos, weil es ein Saisonbetrieb ist. Das ging ein paar Jahre so, bis wir gesagt haben: Das hat keinen Zweck, wir müssen etwas anderes machen. Peter ist über einen Nachbarn zur GASAG, den Berliner Gaswerken, gekommen, ich wurde Vorarbeiterin in einer Parfümfabrik. Nebenbei haben wir zu Hause genäht, damit wir über die Runden kommen.

Mein Mann ist früher nicht gerne ausgegangen. Wir haben zwar oft Ausflüge ins Grüne gemacht, aber ins Kino oder Theater wollte er nicht gehen. Oft sind wir zusammen verreist. Er wollte immer ins Warme, so sind wir oft nach Mallorca geflogen. Wir hatten ein gutes Leben miteinander.

Im Jahr 2000 fing es mit der Demenz an. Zuerst waren es nur Kleinigkeiten. Meiner Schwiegertochter ist zuerst aufgefallen, dass mit ihm etwas nicht stimmte. Unser Sohn hat sich damals in Rehfelde ein Haus gebaut. Wir sind häufig hingefahren, um ihm zu helfen. Obwohl mein Mann handwerklich sehr begabt war, hatte er plötzlich bei alltäglichen Aufgaben Schwierigkeiten. Früher hat er den Teppichboden in unserer Wohnung verlegt, hat das Bad gefliest, hat alles selbst gemacht – und plötzlich wusste er nicht mehr, was ein Nagel und was ein Hammer ist. Er ist aggressiv geworden – das war er früher nie. Er hat mich geschubst oder mir den Arm umgedreht, wenn ihm etwas nicht passte. Wenn ich ihn gefragt habe, was das soll, habe ich keine Antwort bekommen. Er hat einfach so weiter gemacht, als ob gar nichts gewesen wäre. Manchmal war er verzweifelt. Dann hat er gesagt: Ich weiß nicht, was mit mir ist. Er hat da gesessen und geweint.

Damals habe ich noch gearbeitet, er war bereits in Rente. Deswegen ist es mir am Anfang gar nicht aufgefallen, dass er abbaute. Zu Hause hat eigentlich alles geklappt: Er ist einkaufen gegangen und hat sauber gemacht. Morgens hat er mich mit dem Auto zur Arbeit gebracht und abends wieder abgeholt. Aber dann gab es immer wieder Vorfälle, die mich stutzig machten. Einmal sollte er Gardinen für die Fenster im Wohnzimmer nähen. Er saß vor der Nähmaschine und wusste nicht mehr, wie das geht. Da war mir klar: Nun müssen wir zum Arzt gehen. Meine Schwiegertochter hat mir eine Adresse einer Gedächtnissprechstunde in einer Klinik besorgt. Dort haben sie ihn untersucht und das Ergebnis war leider eindeutig: Alzheimer.

Eine Zeitlang ging es noch ganz gut, und wir hatten manchmal die Hoffnung, dass die Ärzte sich geirrt haben könnten. Aber ab 2003 verschlechterte sich sein Zustand. Er bekam Probleme mit dem Sprechen. Es fiel ihm schwer, vollständige Sätze zu bilden, manchmal stammelte er nur noch. Am Anfang habe ich irgendwie noch gemerkt, was er von mir wollte, auch wenn ich ihn nicht verstanden habe. Aber es war schwierig. Wenn wir abends gemeinsam im Wohnzimmer gesessen haben, habe ich versucht mit ihm zu reden, aber er hat immer woanders hingeguckt. Er hat mir nicht zugehört. Mit seinen Gedanken war er ganz woanders. Da fühlte ich mich allein. Zwar ist jemand im Zimmer, aber eigentlich ist er nicht anwesend. Er war komisch zu mir: Eine Zeitlang hat er mich weggestoßen, später wollte er mich immer küssen. Jetzt ist Funkstille.

Peter lebt inzwischen in einem Pflegeheim, und wenn ich ihn dort besuche, guckt er mich an, zeigt aber keine Reaktion. Erst wenn ich eine Weile da bin, lacht er. Aber wenn eine Schwester vorbei geht, lacht er auch. Ich weiß nicht, ob er mich erkennt und ob er weiß, dass ich zu ihm gehöre.

Vor seiner Krankheit hatte ich mich nie um Behördendinge oder Geldangelegenheiten gekümmert, das hat immer mein Mann für uns erledigt. Nun musste ich es lernen. Kam damals irgendein Brief, habe ich Herzklopfen bekommen, weil ich nicht wusste, was ich tun musste. Früher hat er auch bestimmt, was eingekauft wird, aber das ist ihm dann entglitten. Nachdem er im Pflegeheim war, habe ich in unserem Keller in einem Schrank riesige Vorräte an Toilettenpapier, Zahnpasta und Nutella gefunden. Er hat alles in Mengen eingekauft und versteckt. Er hat auch Geld aus meinem Portemonnaie genommen oder bei anderen Leuten aus den Schubfächern, hat es eingerollt und in seinen Socken versteckt. Beim Waschen habe ich die Scheine dann eines Tages gefunden. Da war schon eine ganz schöne Summe zusammengekommen.

Je schlimmer es mit meinem Mann wurde, umso mehr zogen sich unsere Freunde zurück. Zu einem Ehepaar hat sich die Freundschaft aber gehalten. Der Mann hatte einen Schlaganfall und liegt im Bett. Mit ihm und seiner Frau telefoniere ich manchmal. Es gibt auch immer noch Kontakt zu ein paar ehemaligen Kollegen meines Mannes. Aber die anderen Freunde von früher melden sich nicht mehr. Sie konnten mit meinem Mann nichts mehr anfangen, weil sie nicht mehr mit ihm reden konnten. Sie riefen nicht mal an und fragten, wie es mir geht. Und wenn ich mich meldete, hatten sie nie Zeit. Da hat sich die Freundschaft dann erledigt.

Mit meinem Mann bin ich in eine Gruppe einer Alzheimer-Angehörigen-Initiative gegangen. Während er mit anderen Demenzerkrankten betreut wurde, habe ich mit den Angehörigen zusammen gesessen. Wir haben uns um einen großen Tisch versammelt und jeder hat erzählt, was in den vergangenen 14 Tagen passiert ist. Am Anfang war es schwer, sich die Geschichten der anderen anzuhören, weil ich noch nicht wusste, was auf mich zukommt, denn es gab noch Momente, in denen ich dachte, er ist doch wieder wie früher. Aber wenn die anderen Angehörigen in der Gruppe erzählten, wie es bei ihnen gewesen ist, dann habe ich gewusst, dass es nicht mehr besser wird. Bei anderen Krankheiten kann man vielleicht hoffen – bei dieser aber nicht. Manche kamen nach dem ersten Treffen nicht wieder, weil sie Angst bekommen hatten. Mein Mann hat nie gefragt, was das für eine Gruppe ist oder warum wie da hingehen. Er hat alles gemacht, was ich gesagt habe. Früher war es immer umgekehrt, aber das ist ihm gar nicht mehr aufgefallen.

Als ich noch gearbeitet habe, war er zuerst einen Tag in der Woche für vier Stunden in der Tagesbetreuung. Er ist zu Beginn sogar immer noch allein dort hingefahren. Das war mir dann aber zu wenig, ich wollte nicht, dass er so lange allein zu Hause ist. Schließlich war er vier Tage die Woche in einer Tagesstätte. Manchmal ist er von dort weggelaufen und stand dann bei mir vor der Tür.

Er hatte einen großen Bewegungsdrang. Im Sommer sind wir bereits ab sieben Uhr morgens unten am Kanal spazieren gegangen. Er konnte nicht mehr schlafen und wollte raus. Wir waren einmal in der Woche im Zoo. Es zog ihn immer nur zu bestimmten Tieren: die Elefanten mochte er, die Pinguine und die Löwen. Wir haben uns eine halbe Stunde auf eine Bank vor das Gehege gesetzt. Das war für mich eine angenehme Pause, einfach nur nebeneinander sitzen und gucken. Wir waren auch früher schon regelmäßig im Zoo gewesen, aber als er krank wurde, wollte er immer öfters hin. Tiere sind für Demenzkranke gut, Tiere und Musik. Früher war mein Mann kein großer Tänzer, aber später wollte er immer zum Tanzcafé der Angehörigen-Initiative. Es gab dort einen Mann, mit dem er sich angefreundet hatte und mit dem er viel getanzt hat. Die beiden haben sich gemocht, haben sich sogar Küsschen gegeben.

An den Tagen, an denen er nicht in der Tagespflege war, sind wir viel unterwegs gewesen. Mein Mann ist gern mit der U-Bahn zum Rathaus Spandau gefahren. Wir haben eine Runde gedreht und sind nach Hause zurückgekehrt. Bei schönem Wetter waren wir oft am Wannsee. Oder wir sind in das KaDeWe am Kurfürstendamm gegangen. Dort sind wir mit der Rolltreppe einmal in die 6. Etage gefahren und haben uns danach gleich wieder auf den Rückweg gemacht. Das waren immer unsere Ziele. Ich habe bestimmt, wo es hinging und er ist mir gefolgt. Wenn wir zu Hause geblieben wären, wäre uns die Decke auf den Kopf gefallen.

In den letzten Jahren war die Pflege nicht einfach. Er hat immer weniger gesprochen. Sein letztes Wort war Flugzeug, dann blieb er stumm. Seit drei Jahren spricht er überhaupt nicht mehr. Richtig schwer war es, als er dann inkontinent wurde. In der Wohnung hat es überall gerochen. Wir haben die Teppiche und die Läufer aus der Wohnung entfernt. Nachts musste ich ihn jede Stunde wickeln. Ich hatte Angst, dass er wund wird, deswegen bin ich aufgestanden, habe ihm eine neue Windel umgemacht und ihn gedreht. Er schlief inzwischen in einem Pflegebett in unserem Schlafzimmer. Sobald er sich bewegt hat, habe ich meine Taschenlampe angemacht und nachgesehen, was los ist. Ich habe nachts kaum noch geschlafen.

Morgens bin ich um sechs Uhr aufgestanden, damit ich alles schaffe. Ich musste ihn anziehen. Manchmal wollte er helfen und hat sich Sachen doppelt angezogen. Oder er hat seinen Schlafanzug festgehalten und ich kam nicht weiter. Es hat alles lange gedauert, dabei mussten wir uns beeilen, damit er fertig war, bevor er zur Tagespflege abgeholt wurde. Wenn er dann weg war, habe ich mich manchmal noch einmal hingelegt, so müde war ich. In der Zeit musste ich auch die Einkäufe erledigen und die Arztbesuche. Sobald mein Mann nachmittags zur Tür hereinkam, drehte sich alles nur um ihn.

Ich musste ständig in seiner Nähe sein. Einmal haben ihm die Gardienen im Wohnzimmer nicht gefallen, er wollte sie gerade mit der Schere abschneiden, als ich hereinkam. Oder er ist voll bekleidet in die Badewanne gehopst und wollte duschen. Ich musste ständig gucken, was er machte. Dabei habe ich manchmal die Geduld verloren, habe ihn geschubst oder etwas nach ihm geworfen. Einfach aus Erschöpfung. Manchmal habe ich ihm auch auf die Hand gehauen. Das musste ich ja, er hätte sonst nicht mehr reagiert. Wenn einer sagt, er sei immer liebevoll in so einer Situation – das glaube ich nicht. Irgendwann wird man mal laut oder meckert rum. Das ist eben so. Anders kann man das nicht verkraften.

Eine Zeitlang konnte mein Mann sich mit Suchbildern, die es in Zeitungen gibt, beschäftigen. Zwei gleiche Motive sind nebeneinander auf der Seite abgebildet, und in einem Bild muss man zehn Fehler finden. Kreuzworträtsel hat er auch gern gelöst. Damit war er lange beschäftigt, dann wusste ich, ich muss nicht auf ihn aufpassen. Um 19 Uhr habe ich ihn hingelegt. Zur Tagesschau war ich dann mit allem fertig und konnte mich endlich hinsetzen.

Im Jahr 2009 kam mein Mann dreimal ins Krankenhaus. Er lag einfach eines morgens da und hat sich nicht mehr gerührt – ich musste den Notarzt rufen. Im Krankenhaus haben sie eine Harnwegentzündung festgestellt und ihn ein paar Tage aufgenommen. Vom Liegen bekam er eine offene Ferse. Als er wieder zu Hause war, konnte er nicht mehr laufen. Ich habe ihn nicht mehr aus dem Bett bekommen, er war zu schwer. Morgens und abends kamen Pflegerinnen, die ihn gewaschen und gewindelt haben. Sie haben mit ihm auch das Gehen geübt und nach 14 Tagen konnte er wieder ein paar Schritte machen. Drei Monate später kam er erneut ins Krankenhaus und konnte wieder nicht laufen, als er herauskam. Wieder musste er es üben. Als er dann das dritte Mal ins Krankenhaus eingeliefert werden musste, habe ich gesagt, ich schaffe es nicht mehr. Ich bin einfach an meine Grenze gekommen.

Mein Sohn und meine Schwiegertochter haben sich um ein Heim bemüht – und eines am Rande Berlins gefunden. Dorthin ist er direkt aus dem Krankenhaus gebracht worden. Er hat das gar nicht richtig mitbekommen. Ich bin danach erst einmal für ein paar Tage zu meinem Sohn gefahren. Als ich in die leere Wohnung zurückkehrte, das Pflegebett sah, das war hart. Eine Weile konnte ich nicht im Schlafzimmer schlafen, habe mich nachts auf die Couch gelegt. Morgens bin ich früh aus dem Haus gegangen und erst abends wiedergekommen. Ich war ständig unterwegs. Unsere alten Wege bin ich nun alleine abgegangen, ich war im Zoo und bin zum Wannsee gefahren und zu den Stellen, an denen wir zuvor gemeinsam gewesen waren. Heute denke ich, das war für mich ein Abschied nehmen.

Seit einem Jahr lebt er jetzt im Heim. Inzwischen kann ich es mir zu Hause auch wieder schön machen. Ich denke nicht mehr ständig daran, dass mein Mann krank ist. Ich höre Musik. Es gibt ein paar Freundinnen, mit denen ich mich treffe. Ich genieße es, wieder Zeit zu haben und nicht so unter Druck zu stehen. Als ich ihn noch gepflegt habe, habe ich gar nicht mehr an früher gedacht. Dafür hatte ich keine Zeit. Manchmal sitze ich da, sehe mir Fotos an und denke an das Leben, das wir hatten. Nun kann ich mir auch die Tage wieder so einteilen, wie ich möchte. Ich gehe einkaufen, wann ich will, ich mache sauber, wann ich will. Als mein Mann noch hier wohnte, musste alles zu einer bestimmten Zeit an einem bestimmten Tag gemacht werden. Wenn dieser Rhythmus gestört war, wurde er unruhig – das war das Gerüst, das er brauchte.

Am Anfang habe ich meinen Mann jede Woche besucht, jetzt fahre ich nur noch jede zweite Woche zu ihm. Zwischen der S-Bahn-Station und dem Heim liegt ein See. Der Weg drum herum dauert eine halbe Stunde, aber die Zeit brauche ich, um mich auf das einzustellen, was mich erwartet. Und um nach dem Besuch meine Gedanken wieder zu sortieren. Es trifft mich immer noch schwer, wenn ich ihn dort in seinem Sessel auf dem Flur sitzen sehe. Zu wissen, dass es nie wieder so sein wird wie früher. Es geht rapide bergab mit ihm. Essen ist das einzige, das ihm noch Freude macht. Wenn ich bei ihm bin, laufen wir meist eine Runde durch den Garten, später füttere ich ihn beim Mittagessen und dann verabschiede ich mich. Es interessiert ihn gar nicht, ob ich gehe oder nicht. Er liegt einfach da und macht die Augen zu. Mir fällt es schwerer als ihm, glaube ich. Wenn das Pflegeheim in Berlin wäre, würde ich vielleicht öfter zu ihm gehen. Aber eigentlich finde ich es ganz gut so. Mir reicht das. Von ihm kommt ja nichts mehr. Ich fahre hin, gucke, ob alles in Ordnung ist, ob sie sich gut um ihn kümmern. Mehr kann ich nicht tun.

Sie gleitet in eine andere Welt

Von Kara Huber

Im Advent 2003 besuche ich meine Mutter in Brühl. Ihre altersbedingten Gedächtnisverschiebungen nimmt sie als einen Schlund des Vergessens wahr und sehnt sich nach dem Tod in meiner Nähe. Deshalb schlage ich vor, dass sie zu uns zieht. Der Abschied von Brühl erscheint ihr jedoch unvorstellbar; sie zögert. Doch als ich mit ihr 2004 erneut darüber spreche, findet sie ihre Rückkehr nach Berlin richtig; denn sie empfindet dies als ein Anknüpfen an ihre Jugend in der Königin-Luise-Stiftung in Berlin-Dahlem. Dort formten sich ihr Weltbild und ihre religiöse Haltung – ganz im Sinne der Königin: Dankbarkeit gegenüber Gott, Respekt vor jedem Menschen, Gehorsam gegen die Eltern. Meine eigene Kindheit hindurch wiederholte sie das immer wieder. Und „ihr Paradies" sei der Osten unseres geteilten Vaterlandes, obwohl sie doch als allein erziehende Mutter dankbar war, 1951 mit Kindern, Mutter, Möbeln in den „goldenen Westen" zu Verwandten umgezogen zu sein. Ihr Leben lang blieb sie sich treu: pflichtbewusst und das eigene Ich zurückstellend.

Die 2004 besprochene Übersiedlung nach Berlin wird mit meinen drei älteren Brüdern geklärt; erfolgreich halten wir nach einer Bleibe Ausschau. Mutter ist zuversichtlich, ihren Umzug bewältigen zu können. Schwägerinnen und Brüder reisen an, um einen Einrichtungsplan zu erstellen. Am 2. Februar 2005 bringen die Söhne Klaus und Rolf die Reisende zum letzten Flug – nicht gerade ein Höhenflug. Ich hole sie in Tegel ab und wir schnuppern die „Berliner Luftluftluft". Erst wohnt sie bei uns, dann zieht sie ins Pflegeheim Hubertus. Zum Eingewöhnen esse ich eine Woche lang mit ihr im neuen Zuhause. Danach gliedert sie sich in die Gruppe ein; einige „Dummchen" kommen ihr penetrant vor. Sie hingegen strahlt Standesbewusstsein aus, sie empfängt ihre Besucher. In dieser Etappe lerne ich die Mitarbeiter und ihren Umgang mit den 28 Bewohnern des Hauses näher kennen. Ich schätze ihre Geduld, eine wahre Engelsgeduld. Nachts hat ein einziger Pfleger Dienst; er müsste zehn Hände haben und bräuchte eine nie versiegende Empathie; Gewalt erlebe ich im Pflegeheim Hubertus nicht.

Ihre Entscheidung, zurück in den Osten zu ziehen, gefällt der Neuberlinerin. Mit der Kopie aus dem Stadtplan geht sie zur nahe gelegenen Bundesstraße 1, die nach Potsdam führt. Für sie ist es die Reichsstraße 1, auf der sie in der entgegengesetzten Richtung in das heimische Zützer in der „Grenzmark Posen-Westpreußen" gelangen könnte. Monarchie, Republik und „Drittes Reich" sowie zwei Weltkriege erlebte sie dort. Aus der Sicherheit des Alters hat sie der großen Familie vor und nach dem Mauerfall ihre erste Heimat gezeigt und Erinnerungen weitergegeben.

In ihrem Raum im Pflegeheim findet meine Mutter Verlegtes, etwa das Strickzeug, wieder. Für ihre Urenkelin (freilich hat sie zu diesem Zeitpunkt noch keine) strickt sie eine preußischblaue Decke. Welch ein Segen: Ein Jahr nach dem Tod meiner Mutter wird – nach zwei Urenkeln – eine Urenkelin geboren und tatsächlich, diese anmutige Dame räkelt sich auf dem blauen Deckchen ihrer Urgroßmutter, deren Namen sie trägt.

Bei hochbetagten Menschen ist es nicht verwunderlich, dass die Tagesform wechselt: Manchmal gelingt, was sie sich vornehmen, an anderen Tagen verzweifeln sie am nachlassenden Konzentrationsvermögen. Glücklich ist, wer vergisst, was nicht mehr zu ändern ist. Die Lebenskraft wird matt und matter. Ärzte zu besuchen macht ihr mit mir nichts aus. „Zu zweit sind wir eine Macht", erklärt sie und weiß ihr Wort bei Arztbesuchen zu setzen. Schmerzen wie in früheren Jahren spürt sie kaum. Dies ist eine Gnade, denn das Eintauchen ins Vergessen ist quälend genug. Wenn sie umherläuft und der linke Schuh auf dem rechten Fuß sitzt – originellerweise ein Pumps und ein Mephisto –, merkt sie dies genauso wenig wie die Tatsache, dass sie in Hausschuhen auf Tour geht. Sie ist entschlossen, auf meinem Fahrrad auszuprobieren, ob sie noch radeln kann. Leider muss sie sich eingestehen, dass ihr das Gleichgewicht abhanden gekommen ist. Dann möchte sie schwimmen gehen – das war früher ihr Lebenselixier. Sie wird von einer Mitarbeiterin des Pflegeheims ins Schwimmbad begleitet, um dort unter Anleitung Wassergymnastik zu machen. Die Übungen zur Koordination gefallen ihr; doch als sie schwimmen will, droht sie unterzugehen. Das enttäuscht sie maßlos.

Die Tage teilen wir nach den Angeboten des Heims ein: Gesangsnachmittag, Gymnastik, Geschichtenwerkstatt, Gottesdienst am Sonntag und Andacht am Donnerstag. Mit Gewinn führen wir und alle ihre Gäste ein Tagebuch. Ich stimme mit Hilfe von E-Mails das Kommen der Söhne, der Schwiegertöchter, des Schwiegersohns, der Enkelkinder, ihrer vier Patenkinder und der Freunde ab. Diese Besuche sind ein Schatz, denn sie bekommt zurück, was sie anderen gab. Mit ihrer Schwester telefoniert sie regelmäßig. Von ihrer Mutter redet sie selten; das enge Zusammenleben mit ihr in den langen Jahren von 1945 bis 1979 ist versunken – wie ausradiert. Die zwei Ehemänner erwähnt sie in diesen letzten Jahren nicht, sie sind wie in Bernstein eingeschlossen. Ich versuche die Erinnerung mit Fotos wachzurufen, vergeblich. In den für meine Mutter endlosen Nächten malt sie sich aus, die Fotos würden ihr geklaut. Deshalb ruft sie nachts an und fragt mich, was zu tun sei.

Der Arzt schreibt mir ein Attest, dass ich zur Pflege meiner Mutter für ein Jahr, dann für ein weiteres zu beurlauben sei. Fünfunddreißig Jahre lang war ich Lehrerin. Über den Abschied von den Schulkindern und ihren Familien, die ich mit Leib und Seele begleitet habe, weine ich. Was ich jedoch gewinne, ist ein geschärftes Bewusstsein. Durch die Auseinandersetzung mit der Grenzsituation des Alterns übe ich Muster ein, die meine Großmutter und meine Mutter mir vorlebten. Manche an Demenz Leidende meinen, sich nach und nach zu verlieren, doch stimmt dies kaum; sie haben vielmehr eine veränderte Individualität, indem sie in verschiedenen Realitäten gleichzeitig leben. Dies erspüre ich, ohne dabei auszuschließen, dass ich selbst so werden kann.

Statt dass sie die verbliebenen Kräfte nutzen könnte, entschwindet meiner Mutter der Orientierungssinn. Das Zeitgefühl verliert sich ebenso wie das Raumempfinden.

Diese Verluste nimmt sie wütend wahr. Früher griff sie entschieden bei anderen ein und bemühte sich, deren Verhältnisse zu optimieren. Das hat sie aufgegeben; wenn die Hoffnung auf Fortschritt verschwimmt, wird die Zukunft vergangenheitsoffen. Als Präsidentin des „Bundes Ehemaliger Stifterinnen“ der Königin-Luisen-Stiftung gab sie in den siebziger und achtziger Jahren eine Zeitschrift heraus, in der sie regelmäßig „Lebenshilfen für Betagte“ aufführte. Heute lesen wir zusammen den „Luisenboten“, den die gegenwärtige Schulleiterin und die Schüler der Schule erstellen. Wir folgen der Einladung zum Stiftungsfest, aber die Menschen kommen meiner Mutter verändert vor, keiner kennt sie. Nie wieder will sie dahin! Eher nach Paretz oder ins Schloss Hohenzieritz, wo Königin Luise starb.

Das Lesen, ihre Lieblingsbeschäftigung, strengt sie an. Und kaum merklich gleitet sie von der durchstrukturierten Welt in eine andere hinüber. Es sind die Besucher, die mit ihrer Präsenz und Liebe meine Mutter immer wieder aus den anderen Schichten ihres Bewusstseins holen. Bevor die Besucher kommen, rufe ich an und erkläre auf ihre Bitte hin, wer kommt und wie er mit ihr verwandt oder bekannt ist. Die Generationen und Namen purzeln durcheinander; doch wenn die Zusammenhänge kurz vor Eintreffen der Gäste klar sind, besteht die Chance, dass sie haften bleiben. Doch sicher ist das nicht. Ich selbst bin manchmal ihre Enkeltochter, dann wieder ihre Mutter oder ihre Schwester. Eine immer weitergehende Veränderung ihrer Persönlichkeit ist unverkennbar. Sie ist nicht aggressiv, sondern liebenswürdig, den Pflegekräften gegenüber allerdings manchmal herrisch.

Anziehsachen sind ihr egal. Ob es Winter- oder Sommersachen sind, ob die Farben passen oder die Kleidungsstücke sauber sind – all dies ist keiner Beachtung wert. Nehme ich schmuddelige Sachen mit, um sie zu waschen oder reinigen zu lassen, ernte ich Protest. „So schmutzig sind sie wirklich nicht!“ Das Aufhängen auf Kleiderbügel ist ihr zu mühsam; wen stört es, wenn die Anziehsachen in der Schrankecke landen und die Knöpfe in ihren Händen zurückbleiben? Recht hat sie: Niemand nimmt daran Anstoß. Manchmal friert sie, denn sie hat die Heizung nicht aufgedreht. Dann finde ich sie in einem Aufzug vor, der mich an die Heidi von Johanna Spyri denken lässt, die viele Schichten Kleidung übereinander zog, allerdings aus anderem Grund. Die Muskelkraft lässt nach, die Brillen entgleiten, werden zerkratzt und verbiegen sich. Schreibstifte regen sie auf, weil sie nicht mehr auffindbar sind. Beim Versuch, die Stehlampe anzustellen, kippt diese um oder das Kabel löst sich aus der Steckdose, ebenso wie das des Telefons oder des Fernsehers. Eine Lampe wird gekauft, die zuverlässig steht, die Kabel werden festgeklebt. Befragt, wie es ihr geht, antwortet sie: „Ständig muss ich hier warten.“ Worauf sie wartet und warum, kann sie nicht erklären: „Weil es eben so ist.“

Was könnte die Ursache für das Ungemach sein? Über diese Frage grübelt sie nachts in Wachträumen. Die Unruhe verfolgt sie; kann sie sich ihrer nicht erwehren, läuft sie hinaus ins Freie, um zu entkommen. Wie in den Wirren des Krieges. Das Zimmer wird ihr genommen, ihr werden auf verschiedenen Etagen und in unterschiedlichen Häusern Zimmer zugewiesen – so malt sie es sich aus. Oder sie ist auf Reisen und findet nicht heim. Die

Angst übermannt sie. Es ist ein Gejagtsein im Dunkeln; sie glaubt, es wäre schon Tag, was ihr die Tage wiederum erschwert. Voller Vorwürfe begegnet sie der Heimleitung, dass man die Umtriebe, unter denen sie leidet, nicht unterbindet (dabei stampft sie auf und verstärkt dies mit dem Stock). Mir wirft sie vor, dass ich die Vorfälle auf die leichte Schulter nehme.

Schläft sie jedoch ruhig, hat der Tag ein freundliches Gesicht; sie kann mit mir leichtfüßig spazieren und dem Zirpen der Zikaden lauschen. Ihre Ohren hören scharf. Am Telefon plaudert sie vergnügt und hat für jeden auf dem Flur ein heiteres Wort. Richtig souverän ist sie, wenn sie den Kinderwagen mit dem Urenkel durch den Park schiebt. Das Interesse, das die Leute dem Kind entgegenbringen, lässt sie einige Zentimeter wachsen. Ihre Züge entspannen und glätten sich, das Leben ist lebenswert. Wir gehen zum Briefkasten und wünschen uns Post, damit sie nicht das Gefühl beschleicht, vergessen zu sein. Kommt tatsächlich ein Brief an, bitte ich sie, ihn gleich zu beantworten. Das gelingt allerdings nur mit Unterstützung. Die Kommunikation wird schwerer, denn das soziale Netz, das sie stabilisieren könnte, ist altersbedingt brüchig geworden. Ich stelle mir vor, es sei möglich, ein neues zu knüpfen. Wichtig sind ihr dafür ein gepflegtes Auftreten mit passenden Kleidungsstücken, unterstützende Maßnahmen durch Kosmetik und Friseur und interessante Geschenke, die sie überreichen kann. Auch das Vorfahren bei Einladungen mit dem Taxi oder Unternehmungen mit mir am Steuer heben das Selbstbewusstsein. Das alles zahlt sie von dem Taschengeld, das sie am Monatsbeginn erhält.

Dann und wann fährt sie mit mir auf Landpartie in brandenburgische Orte, in denen ich Verpflichtungen habe. Sie erscheint dort als ebenso fragil wie bei dem Ball „Tanz im Herbst". Da tanzt sie im luftigen blauen Spitzenkleid mit ihrem Schwiegersohn. Doch kaum erlebt, ist es zerronnen. Echo und Nachklang werden blasser, das Warten beginnt aufs Neue.

Drei Höhepunkte an einem einzigen Wochenende – obwohl der Pfleger sie morgens noch des erhöhten Blutdrucks halber in die Ambulanz der Klinik brachte – bleiben mir besonders in Erinnerung: Am Samstag fahren wir zu zweit zur Johannisandacht mit Konzert ins Hugenottendorf Storbeck bei Neuruppin. Am Sonntag zieht es uns ins neu eröffnete Otto-Theater nach Potsdam. Wir erleben dort in einer Nachmittagsvorstellung Shakespeares Sommernachtstraum, verwegen inszeniert. Mit einer Mischung aus Interesse und Hinfälligkeit folgt sie dem Geschehen, um doch anschließend ihre eigene Meinung zu formulieren. Der dritte Höhepunkt ist noch am selben Tag die Geburtstagsfeier für eine Enkelin. Deren Vater Gerd lädt die Familie zu einem Festessen ein. Mutter sitzt mit Haltung und in sich ruhend dabei.

Wenige Tage später stürzt sie unterwegs ins Bad auf ihr Gesicht. Sie hat sich zwar nichts gebrochen, jedoch Erinnerungsvermögen und Orientierung eingebüßt. Durch Blutergüsse ist das Gesicht entstellt, ein Brillen-Hämatom lässt sie fremd erscheinen. Das Haar ist nicht mehr weiß, sondern durch Blutspuren nachgedunkelt. Ich verbringe die Kliniktage mit ihr, streichle sie, singe und erzähle muntere Geschichten. Nach drei Tagen wird sie entlassen, um – sich selber fremd – ihr Zimmer wieder zu beziehen. In diesem jämmerlichen Zustand muss ich sie einer Reise wegen für einige Zeit allein lassen. Wir verabschieden uns, sie flüstert: „Ich bin zufrieden." Wie verabredet kommt mein ältester Bruder in dieser Zeit täglich zu ihr. Er besorgt einen Rollstuhl für größere Touren und einen Rollator für die kleinen Wege des Alltags. Alle drei Söhne wohnen weit entfernt, kommen aber in solchen Fällen für je eine Woche nach Berlin. Sie unterhalten sich hervorragend, ich bin stolz auf meine Brüder.

Als meine Tochter einige Wochen später zu ihr geht, versinkt sie klein und zart ohne Buch im Sessel. Beim vorangehenden Besuch mochte sie noch aufstehen, jetzt hat sie Probleme mit dem Gleichgewicht. Die Spaziergänge sind gleichwohl immer noch eine Freude. Sie ist dankbar, dass sie aus dem Bett geholt wird, denn darin ruht sie sich jetzt häufig aus. Sehr langsam gelingt es, sie im Gespräch aus der fernen in eine gemeinsame Welt zu holen. Die Damen am Tisch weigern sich mit ihr zu essen, deshalb beschließt die Heimleitung, sie separat zu setzen. Dort bleibt sie auch nach der Mahlzeit versunken sitzen. In diesen Tagen kommt der Herbst jäh mit Regen und Kälte; Melancholie erfasst unsere Mutter. Unruhig fragt sie nach der Telefonnummer des Krematoriums, eilt den Korridor auf und ab. Das Personal ist ratlos, denn sie nervt. Ihr Zimmer mag sie nicht mehr betreten, sie läuft allein ins Freie, um den Friedhof zu suchen und wird zurückgeholt. Ob sie nicht im Aufenthaltsraum den anderen, die dort vor sich hinstarren, vorlesen möchte? Nein, nicht mehr lesen. Brille benutzen, wozu? „Ich will nach Hause, ich will nach Hause." Wo das Zuhause ist, bohre ich. „Eben zu Hause." Warum hapert es denn plötzlich mit der telefonischen Verbindung zu den Söhnen? Sie hat den Telefonhörer schief aufgelegt. Sie will sterben. Wenn wir uns verabschieden, klammert sie sich an mich wie eine Ertrinkende. Sorgenvoll erwarte ich den bevorstehenden „Tanz im Herbst“, den meine Mutter sich auch in diesem Jahr auf keinen Fall entgehen lassen möchte. Sie kommt an ihrem Stock mit Silberknauf in den festlichen Tanzsaal, wird umworben und verwöhnt. Die Band soll ich veranlassen, ein bisschen leiser zu spielen, bittet sie. Ihr einziger Kummer ist: Sie muss schon um 22.30 Uhr nach Hause.

Alle reden von ihrem bevorstehenden fünfundneunzigsten Geburtstag. Sie hat keine Ahnung und will auch keine haben. Möchte jemand auf unseren Wegen wissen, wie alt sie ist, fragt sie mich. Dennoch bereite ich das Fest vor. 33 Gäste kommen und feiern bei uns zu Hause an zwei großen Tafeln. Das Geburtstagskind ist nicht nur präsent, sondern rundherum vergnügt. In den Tagen nach dem Fest bleibt sie im Aufenthaltsraum am Essplatz sitzen, nichts treibt sie mehr an aufzubrechen. Wird für die nächste Mahlzeit gedeckt, geht sie hoheitsvoll in den Flur und lässt sich dort nieder. Sie wartet dreimal am Tag auf mich. Wenn ich komme, kann sie es nicht fassen, dass ich ebenfalls in diesem entlegenen Nest Namenlos gelandet bin. Aufwühlend sind die Nächte, in denen sie dem Pfleger ein Schnippchen schlägt und durch den Notausgang unter Zurücklassung des Rollators ins Freie huscht. Da sie barfuß läuft, statte ich sie mit Noppensocken für das Bett aus. Auch neue Hausschuhe, die hinten geschlossen sind, sollen ihr mehr Halt geben. Schlafwandlerisch treibt es sie hinaus, alle sind erleichtert, dass sie wenigstens nicht den Weg zur Straße wählt. Erkältet hat sie sich „auf Trebe“ nicht, aber die Pfleger sind begreiflicherweise verärgert.

Am Ewigkeitssonntag fahren wir über Potsdam, das sie so liebt, in die Dorfkirche Groß Glienicke. Wir erleben dort eine Feier mit Angehörigen, die im Laufe des Jahres einen nahen Menschen verloren haben. Das gefällt ihr, sie ist aufmerksam und schläft nicht ein. Sogar auf der Rückfahrt ist sie hellwach: „Ich muss doch die Fahrerin unterhalten", meint sie. Danach bummeln wir noch ein wenig, und ich sage ihr Stefan George auf (ihre Enkeltochter wird das Gedicht am offenen Sarg der Großmutter sprechen):

Komm in den totgesagten Park und schau:
Der Schimmer ferner lächelnder Gestade.
Der reinen Wolken unverhofftes Blau
erhellt die Brunnen und die bunten Pfade.

Dort nimm das tiefe Gelb, das weiche Grau
von Birken und von Buchs. Der Wind ist lau.
Die späten Rosen welkten noch nicht ganz.
Erlese, küsse sie und flicht den Kranz.
Vergiss auch diese letzten Astern nicht.
Den Purpur um die Ranken wilder Reben.
Und auch, was übrig blieb von grünem Leben,
verwinde leicht im herbstlichen Gesicht.

Mittlerweile ist es nötig, sie im Lauf eines Tages mehrfach umzuziehen. Die Kleidung habe ich auf Größe 34 verändern lassen: eine Dame mit Twiggy-Figur. Chic und aufrecht holt sie mit mir die Tageszeitung. Ich lese ihr die Zeitung streckenweise vor; denn Fernsehen interessiert sie nicht mehr. Betreuen heißt inzwischen Zerstreuen. Es drängt sich der Eindruck auf: Sie hat die letzte Seite ihres

Lebens zu Ende gelesen und das Buch zugeklappt. Bis dahin bemühten wir uns täglich, ihre Dinge an Ort und Stelle zu verwahren. Sinnlos, bei Gott will sie sein, Schluss jetzt.

Nach überstandener Erkältung machen wir uns im Februar bereit für einen neuen Aufschwung. Eine Unterhaltung ist manchmal mühsam. Starr schaut sie mich aus wissenden Augen an, ihr Speichel lässt sich dabei nur mühsam regulieren. Mir bleibt die Spucke weg, ich suche das Weite und rasch verliert sich meine Radspur im Schnee. Sieben Bewohnerinnen des Pflegeheims sterben in einer Woche, weil ein Virus umgeht, von dem meine Mutter jedoch verschont bleibt. Die sieben neuen Heimbewohnerinnen nimmt sie kaum noch wahr. Je durchsichtiger sie in diesen Tagen wird, desto mehr halte ich fest, was mir früher meine schwungvolle Mutter bedeutete.

Am letzten Februartag erfahre ich, meine Mutter sei letzte Nacht erneut ohne Stock und Rollator dem Notausgang zugestrebt. Jetzt sitzt sie im Sessel, schwer rasselt ihr Atem, herabgesunken der Unterkiefer. Nachdem sie eine Stunde wortlos mit geschlossenen Augen neben mir gekauert hat, frage ich einen der Pfleger, ob sie essen könne. Er rüttelt sie und drängt sie zu sprechen; doch sie wendet sich gequält ab: „Ich will keine Menschen mehr." Ratlos betrachte ich durch das Fenster die ziehenden Wolken und lasse sie schließlich allein.

Kaum zwitschern die Vögel, erblühen die Märzenbecher und die Krokusse entfalten ihre schillernden Kelche, da gehen wir endlich wieder die vertrauten Wege. Weiter, immer ein bisschen weiter. Typisch ist auch jetzt noch ihr Bemühen, im soldatischen Gleichtakt mit dem Partner zu gehen. Sie merkt sofort, wenn dieser den Schritt wechselt. Rasch korrigiert sie den Schritt. Der älteste Urenkel, knapp zwei Jahre alt, läuft auf den Spazierwegen voran, jauchzt und entdeckt Dinge, die wir übersehen. Die vorbeigehenden Menschen sprechen meine Mutter an und beglückwünschen sie zu dem Kerlchen. Wir teilen ein Glück, das rasch verrinnt. Heimlich schleicht sie sich schließlich in das Zimmer, von dem sie sicher ist, es noch nie betreten zu haben. Ein verstohlener Blick zurück.

Am 1. Mai fahren wir zu zweit an den Seddiner See, den wir auf Sandwegen umrunden wollen. Doch dieses Vorhaben ist zu kühn. Meine Mutter ist entkräftet. Rasch hole ich sie mit dem Auto an der Stelle ab, an der sie liegt. Tags darauf schaut sie mir in meinem Garten drei Stunden beim Unkrautjäten zu. Doch dann wünscht sie, nach Hause gefahren zu werden, um auf den vertrauten Wegen mit mir spazieren zu gehen. Ordnung muss sein. Das gilt auch in anderer Hinsicht: Nachdem ich Jahre lang darauf gedrungen hatte, sind nun die Notausgänge des Pflegeheims mit Alarmanlagen versehen. Keine nächtliche Eskapade ist mehr möglich – aber bei ihr kommt es dazu aus Kräftemangel ohnehin nicht mehr; unausweichlich ist der Rollstuhl angesagt.

In diesen frühen Sommerwochen wird der zweite Urenkel geboren, ein blühendes Geschöpf, das meine Mutter ihre eigene Hinfälligkeit einmal mehr spüren lässt. Zum Tag des Gedenkens an „60 Jahre Grundgesetz“ treten wir am Verfassungstag, dem 22. Mai, in den Berliner Dom ein, in dem meine Mutter 1927 eingesegnet wurde. Über dem Portal steht: „Kommet her zu mir alle, die ihr mühselig und beladen seid.“ Ich kann nicht leugnen, dass mir diese Worte besonders unter die Haut gehen, denn niemals geht meine Mutter so gebeugt unter ihrem Joch wie in diesen Tagen. Am Abend singen wir ein letztes Mal „Der Mond ist aufgegangen“. Kaum findet sie die Worte, kaum die Töne.

Nun ist pürierte Kost verordnet, damit sie sich nicht wieder verschluckt und erneut im Krankenhaus landet. Weil das Schlucken schmerzhaft ist, lässt sie sich lieber füttern. Für eine Scheibe Brot ohne Rinde braucht sie eine Stunde. Das Trinkglas ist ihr ohne Hilfe zu schwer und kaum in der Balance zu halten. Der Husten quält sie, bis er sich zur Lungenentzündung ausweitet. Mit geschlossenen Augen liegt sie da – und wartet. Die Herztöne werden langsamer und unsere Mutter schließt ihre Augen für immer. Am 18. Juni 2009 nehmen meine Brüder, unsere Kinder, mein Mann und ich am offenen Sarg von ihr Abschied. Der einen Monat zuvor geborene Urenkel ist dabei. Wir sind angerührt davon, wie unsere Mutter umgeben von selbst gewundenen Kränzen aus Kornblumen endlich ausruhen darf.

„Kornblumen, die Lieblingsblume von Luise“, waren ihre letzten Worte, als wir ihr diese Blumen aus Brandenburg mitbrachten. Nun ist sie im Abschied von ihnen umgeben. Wir singen: „Lobe den Herren“.

Das Krankenhaus hat sie fast umgebracht

Von Erika Reineke

Der Text wurde auf der Grundlage eines Interviews verfasst.

Zunächst habe ich gedacht, meine Mutter wird einfach alt. Alte Leute werden ja oft ein bisschen eigen. Meine Mutter lebte allein in ihrem Häuschen in Hessen, mein Vater war gestorben und sie war in der Zeit danach depressiv. Es gab ein paar Hinweise auf eine Demenz – aber die haben wir erst im Nachhinein erkannt.

Wenn wir im Restaurant waren, hat sie beispielsweise ziemlich laut über die Leute am Nachbartisch geredet. Und nicht unbedingt freundlich. Einmal saß in der Nähe ein behindertes Kind – das hat sie laut bedauert, man bekam sie gar nicht zum Schweigen. Sie hatte die Situation überhaupt nicht begriffen.

Meine Mutter konnte auch Beziehungen zu anderen Leuten nicht mehr richtig einschätzen. Es hat mich manchmal wütend gemacht, dass sie Kontakte völlig überschätzte und andere Leute, die lieb zu ihr waren, vernachlässigte. Einmal waren meine Tochter und ich zu Besuch bei meiner Mutter. Sie war überhaupt nicht vorbereitet auf uns, hatte zum Beispiel keine Milch gekauft, die meine Tochter damals viel trank. Da war ich enttäuscht, weil sie sonst immer so fürsorglich war.

Ich bin Ärztin. Aber zu sehen, was mit einem eigenen Angehörigen los ist, ist oft schwierig, weil man so dicht an ihm dran ist, dass man auch absurde Dinge versteht, die für einen Fremden völlig wirr klingen. Wenn der andere sich verklausuliert ausdrückt oder Stationen der Vergangenheit durcheinander bringt, versteht man als Tochter trotzdem, was gemeint ist. So wie bei kleinen Kindern, die nur Laute von sich geben – und die Mutter weiß trotzdem genau, was sie meinen.

Im Fall meiner Mutter hat mir ihre Psychiaterin die Augen öffnen müssen. Erst als ich begriffen habe, dass sie dement ist, konnte ich mit ihrer Veränderung gut umgehen. Vorher war es für mich schwieriger, weil ich immer gedacht habe: Das kann doch jetzt nicht sein, dass sie so taktlos ist. Ich habe mich gefragt, warum meine Mutter so ist. Nun wusste ich: Sie hat eine Krankheit und kann nichts dafür, dass sie ständig etwas vergisst oder sich im Ton vergreift.

Mein Bruder wohnte mit seiner Familie in der Nähe unsrer Mutter – ich habe in Leipzig meine Arztpraxis und meine Familie. Daher sollte sich eigentlich mein Bruder um sie kümmern, denn sie wollte nicht raus aus ihrem Häuschen. Doch sie wurde von der Familie meines Bruders ausgenutzt. Sie hatte nur noch wenig Geld und musste sparen. Deshalb aß sie nur noch altes, hartes Brot und behauptete, dass ihr das viel besser schmecken würde. Ich denke, mein Bruder und seine Frau wollten erreichen, dass meine Mutter in ein Heim muss, so dass ihre Kinder das Haus bekommen hätten. Aber das habe ich erst viel später begriffen. Sie hat meinen Bruder immer in Schutz genommen, hat alles rationalisiert. Sie hat immer gesagt: „Ach, das ist doch mein Junge." Wenn man etwas Kritisches über ihn gesagt hat, hat sie ihn nur noch mehr in Schutz genommen. Sie wollte nicht, dass ein Streit entsteht. Die Nachbarn und die Verwandten jedoch haben mich immer wieder angerufen und gesagt, dass es so nicht weitergehen kann.

Ich habe die Pflegschaft für sie beantragt, doch das Amtsgericht hat den Bock zum Gärtner gemacht und meinen Bruder als amtlichen Betreuer eingesetzt, weil er am Ort war. Ich bin überhaupt nicht mehr an sie herangekommen. Mein Bruder hat mir verboten, sie zu besuchen. Aber nachts hat sie mich oft angerufen, weil sie sich ausgeliefert fühlte. Ich habe das Amtsgericht informiert, hatte aber keine Handhabe gegen meinen Bruder. Das hat sich erst geändert, als die Nachbarn jeden Tag dort angerufen haben. Aus Angst vor der Familie meines Bruders hat meine Mutter sich immer öfter zu ihnen geflüchtet.

Das ist etwas, was ich auch häufig bei meinen Patienten erlebe: Demenzkranke werden von den Menschen in ihrer Umgebung missbraucht. Das ist schon fast die Regel. Es ist ein Drama. Mein Bruder wurde schließlich als amtlicher Betreuer abgesetzt – und bekam Hausverbot. In dieser Zeit hatte meine Mutter häufig Angstzustände, das hat der dementiellen Entwicklung erheblich Vorschub geleistet. Schlimm für sie waren auch die Wochen im Krankenhaus. Das hat die Krankheit sehr vorangetrieben. Und nicht nur das: Die Krankenhäuser hätten sie beinahe umgebracht. Hätte ich nicht die Fachkenntnisse und das Geld, um die Versorgung teilweise aus der eigenen Tasche zu bezahlen – meine Mutter wäre längst tot.

Krankenhäuser sind auf demente Menschen überhaupt nicht eingestellt. Die werden dort verspottet und angeschrien, weil niemand versteht, dass dieser Mensch nicht anders kann. Im Jahr 2007 hat sich meine Mutter die Hüfte gebrochen und kam in ein Krankenhaus. Man hat versucht, sie irgendwie wieder auf die Beine zu kriegen. Wenn ein alter Mensch lange Zeit im Bett liegt, verkümmert die Muskulatur so stark, dass er dann nicht mehr aufstehen kann. Meine Mutter hatte sich vorher noch alleine versorgt, war einkaufen und hat sich ihr Essen in die Mikrowelle gestellt. Im Krankenhaus, wo alle ziemlich unsensibel waren, hat sie sich in einen Kokon zurückgezogen und gar nicht mehr gewusst, wie sie reagieren soll. Wenn man zu ihr gesagt hat, „Setz den rechten Fuß vor!“ oder „Lauf aufrecht!“ – denn nur in diesem Kommandoton haben sie dort mit ihr gesprochen – konnte sie nichts damit anfangen. Ich habe versucht, mit den dortigen Krankengymnasten zu reden. Doch sie haben nur gesagt, dass meine Mutter ein wenig spinnt. Demenzkranke können mit Kommandos nichts anfangen, mit ihnen muss man anders umgehen. Doch in diesem Krankenhaus konnte das keiner, weder die Krankenschwestern noch die, die für die Rehabilitation zuständig waren.

Meine Mutter hat in dieser Zeit unglaublich abgebaut, körperlich, aber auch zerebral. Sie konnte danach nicht mehr nach Hause. Ich habe sie dann mit nach Leipzig genommen – aber es war für mich völlig klar, dass sie in ein Heim muss. Ich konnte sie nicht fragen. Es war eine furchtbare Zeit. Ich habe ein kleines privates Heim gefunden, das eher wie eine Wohngemeinschaft ist. Sie hat dort ihr eigenes Zimmer. Es gibt einen großen

Gemeinschaftsraum, in dem sich alle Bewohner tagsüber aufhalten, mit Klavier und Fernseher. Die meisten sind wie meine Mutter: körperlich gebrechlich und dement.

Als sie dort hinkam, hat sie sich mit dem Norovirus angesteckt und musste im Bett liegen. Ich war damals von morgens bis abends bei ihr, weil ich dachte, dass es zu viel für sie sei: die fremden Menschen, die neue Umgebung und dann noch die Krankheit. Am ersten Tag, an dem ich wieder in meiner Praxis war, ging es ihr schlecht und man musste sie in ein Krankenhaus bringen. Ich habe die Praxis früher zugemacht, obwohl das Wartezimmer voll war, und bin zu ihr gefahren. Sie lag in einem Einzelzimmer, völlig isoliert und mit Verdacht auf eine Norovirus-Infektion. Dabei war die ja längst ausgestanden. Aber sie lag im Sterben. Sie hatte Schnappatmung und keinen Blutdruck mehr. Und es war nicht möglich, einen Arzt auf die Station zu kriegen.

Alt und dement – es beschäftigt sich niemand mit diesen Menschen. Sie hatten ihr noch nicht einmal eine Tasse Tee auf den Nachttisch gestellt. Als ich der Schwester sagte, dass meine Mutter stirbt, meinte sie nur: „Das kann ja jeder sagen." Erst als mein Mann kam und Terror machte, ist etwas passiert. Der Arzt kam – und ist ganz bleich geworden. Er hat sie auf die Intensivstation gefahren und dort ist sie reanimiert worden. Das Herz war voller Blutgerinnsel. Sie hat alles überlebt – lag aber wieder zwei Wochen im Krankenhaus, weil sie schwach war. Im Prinzip hätte man den ganzen Tag an ihrem Bett sitzen müssen. Man hätte sie immer wieder aufsetzen, ihr zu trinken und zu essen geben, mit ihr sprechen müssen – aber so etwas passiert im Krankenhaus nicht. Sie hat einen Dauerkatheder bekommen, was überflüssig war, aber wegen der pflegerischen Vereinfachungen gemacht wird. Wenn zwei Schwestern für 40 Patienten da sind, dann kann sich niemand neben sie setzen und füttern. Also bin ich morgens vor der Praxis hingefahren, habe versucht, ihr etwas zu geben. Mittags ist meine Tochter hingefahren, nachmittags mein Mann, abends wieder ich. Drei bis vier Wochen haben wir das gemacht – es war wirklich heftig. Wir sind alle eingespannt: Mein Mann ist Unternehmer und meine Tochter studiert Jura. Aber sonst hätte meine Mutter das nicht überlebt.

Vergangenes Jahr gab es noch einmal einen Krankenhausaufenthalt, der viel grotesker war. Meine Mutter war gestürzt und ich habe sie in ein Krankenhaus bringen lassen, von dem ich bis zu diesem Zeitpunkt sehr viel gehalten habe. Sie hat dort keine Flüssigkeit bekommen, obwohl es verordnet war. Ich habe immer wieder darum gebeten, ihr eine Infusion zu geben. Mir wurde dann gesagt, in den Unterlagen stehe, sie hätte die Infusion schon bekommen. Aber ich war ja die ganze Zeit da, und sie hat nur gerinnungshemmende Medikamente bekommen. In der Nacht musste sie auf die Intensivstation verlegt werden, weil sie Blut erbrochen hat. Dort haben sie sofort gesagt, dass sie völlig ausgetrocknet ist. Sie hat daraufhin die nötige Flüssigkeit bekommen – und dann wollten sie eine Bronchialspiegelung machen. Das ist eine ziemlich anstrengende hochtechnische Untersuchung. Aber es gab dafür überhaupt keine Fragestellung. Gott sei Dank bin ich ihr Vormund – und habe mein Einverständnis nicht gegeben. Meine Mutter muss hier raus, habe ich gedacht, aber sie konnte sich ja nicht bewegen. Der Orthopäde – ich bezweifle, dass er sie jemals gesehen hat – hat einen Bericht geschrieben, in dem steht: „Alles in Ordnung." Er konnte mir aber nicht beantworten, warum sie weder sitzen noch stehen konnte. Und wenn man sie gedreht hat, hat sie laut geschrien. Er und seine Kollegen haben es auf die Demenz geschoben. Über Beziehungen habe ich es geschafft, sie in eine andere Klinik verlegen zu lassen. Dort hat man gesehen, dass der Beckenring einmal durchgebrochen war. Das hatten die Orthopäden in diesem wunderbaren Krankenhaus nicht gesehen, und vor allem: Sie haben meine Mutter nicht ernst genommen – und mich auch nicht. Das ist es, was ich ihnen so übel nehme.

Vier Wochen musste sie dort liegen. Ich habe gedacht, meine Mutter würde sich nie erholen. Als sie wieder einigermaßen stabil war, habe ich sie ins Heim zurückverlegen lassen. Dort haben sie sie wieder auf die Beine gekriegt – mit ihrer Menschlichkeit. Heime leben von den Leuten, die dort arbeiten, und in dem Heim meiner Mutter gibt es besonders viele nette Pfleger und Pflegerinnen. Sie flirten auch ein wenig mit ihr, das wertet sie auf. Dann geht alles viel besser. Jetzt läuft meine Mutter wieder etwa zehn Schritte am Rollator. Das hört sich bescheiden an, ist aber unheimlich viel.

Was ich durch meine Mutter gelernt habe – und auch von den anderen Patienten im Heim: Wenn ein dementer Mensch traurig oder wütend ist, gibt es immer einen Grund oder Anlass. Häufig beruht die Verstimmung auf einem Missverständnis. Keiner muss ihm Schaden zugefügt haben, aber Demenzkranke haben es so verstanden. Sie werden dann als aggressiv wahrgenommen und ruhig gestellt, notgedrungen. Man kann ja nicht zulassen, dass jemand mit Messern durch die Gegend schmeißt.

Aber man muss im Vorfeld viel mehr Acht geben, so etwas zu vermeiden. Wenn man zum Beispiel an jemanden herangeht und ihn ausziehen will, kann es ein dementer Mensch nicht einordnen. Er versteht nicht, dass er jetzt ausgezogen wird, weil es Abend ist und er ins Bett geht.

Auf der gefühlsmäßigen Ebene hat es einen Grund, warum demente Menschen heftig reagieren. In ihrer Welt ist die Reaktion völlig adäquat. Das ist etwas, was in dem Heim, in dem meine Mutter lebt, besser läuft als anderswo, weil die Mitarbeiter es verstehen. Manche Demenzkranke wollen nicht essen – und kein Mensch zwingt sie dort dazu. Das Essen steht auf dem Tisch, es setzt sich jemand dazu, erzählt ein bisschen und reicht mal einen Löffel. Aber wenn der Mensch nicht essen will, wird der Löffel zurückgezogen. Er kann dann später essen. Das sind Kleinigkeiten, aber die sind unglaublich wichtig.

Inzwischen ist meine Mutter zweiundachtzig Jahre alt und schwerstdement. Sie spricht noch, sie erkennt mich auch, aber manchmal denkt sie, ich wäre ihre Mutter. Dann fragt sie mich: „Sag mal, bin ich auch schon so alt wie du?“ Sie scherzt und erzählt. Aber ich kann sie nicht fragen, wie sie ihre Knödel immer zubereitet hat. Sie weiß dann gar nicht, wovon ich spreche.

Sie ist ganz in der Gegenwart, sie lebt nur hier und jetzt. Ich habe den Eindruck, dass sie immer das, was man ihr entgegenbringt, auch spiegelt. Wenn ich hinfahre und ich bin müde und wortkarg, dann merk ich das auch an ihr. Dann wird sie eher deprimiert und fällt in sich hinein. Aber wenn ich mit ihr singe und tiefsten hessischen Dialekt spreche – dann strahlt sie und lacht über die Witze. Meistens ist sie ganz gut drauf, wenn ich komme. Sie sagt immer wieder: „Ach, ich bin so glücklich.“ Und: „Das ist jetzt auch schön, dass ich hier bin.“ Sie weiß also , dass sie nicht schon immer dort war. Aber sie kann nicht benennen, wo sie jetzt ist. Sie sagt einfach: „Hier bin ich.“

Sie hat sich im Heim eingewöhnt und ist innerlich zur Ruhe gekommen. Jetzt ist es viel besser als damals, als sie noch alleine in ihrem Haus wohnte und schlecht versorgt wurde. Da war sie nervös und aufgeregt, weil immer irgendetwas schief lief und sie hilflos war. Heute ist sie erleichtert, dass sie sich um nichts kümmern muss und alles gemacht wird. Solange alle freundlich zu ihr sind, ist alles in Ordnung. Dass sie oft sagt, „Ach, ich bin so glücklich“, hat damit zu tun. Sie hat losgelassen. Früher hat sie unglaublich viel gearbeitet: in der Fabrik im Akkord, hat sich um uns Kinder gekümmert, ihre Eltern versorgt, den Garten gemacht. Sie ist jahrzehntelang um 5 Uhr aufgestanden. Da konnte sie erst einmal gar nicht zulassen, dass man etwas für sie tut. Kirschen vom Baum pflücken, die Wäsche waschen, einkaufen. Wenn ich ihr helfen wollte, haben wir uns am Anfang immer gestritten. Jetzt kann sie es nicht mehr alleine und jetzt kann sie auch zulassen, dass man ihr hilft.

Eigentlich ist es eine besondere Zeit – wenn nicht gerade irgendetwas Außergewöhnliches wie ein Krankenhausaufenthalt geschieht. Aber der Alltag ist sehr schön. Wir haben eine enge Verbindung. Und: Es ist schön, sie auf ihrem letzten Stück Weg begleiten zu können.

Die Angehörigen sind oft isoliert

Von Rosemarie Drenhaus-Wagner

An einem verregneten Tag im August 1994 betrat der damals achtzigjährige Gerhard Handke mein Büro in der Selbsthilfekontaktstelle. Seine Frau Else, mit der er seit 49 Jahren verheiratet war, wich nicht von seiner Seite. In seiner Hand hielt er einen Zeitungsausschnitt mit dem Hinweis auf meine Sprechstunde. Er berichtete, dass er vor rund einem Jahr alle Aufgaben seiner sechsundsiebzigjährigen Ehefrau im Haushalt übernommen habe, die sie wegen ihrer fortschreitenden Demenz nicht mehr ausführen könne. Fürsorglich pflegte er seine Frau ohne jede professionelle Hilfe. Er kümmerte sich um ihre Körperpflege, das An- und Ausziehen und musste sie ständig beaufsichtigen, da sie an Wahrnehmungsstörungen litt. Vor allem nachts müsse er oft nach seiner umtriebigen Frau schauen, erzählte er. Zudem war seine Frau inkontinent.

Zu den vielen Problemen, die sie im Alltag bereits bewältigen mussten, kämen immer noch neue hinzu. Herr Handke sagte, er habe das Gefühl, sich im Kreis zu drehen. Er war offensichtlich völlig überfordert, ratlos und am Ende seiner Kräfte und dachte darüber nach, seine Frau in ein Heim zu geben.

Einige Jahre zuvor hatte ich meine Ausbildung zur Altenpflegerin abgeschlossen. Danach wollte ich etwas für Menschen mit Demenz tun. Ich wollte denen helfen, die die vergessenen Opfer dieser Krankheit sind: pflegende Angehörige, deren Leid ich tagtäglich hautnah miterlebte. Menschen wie Herrn Handke, die sozial isoliert sowie physisch und psychisch überfordert waren mit der Pflege eines Demenzerkrankten, war ich oft begegnet. Allerdings fand ich nach meiner Ausbildung in Berlin keine Einrichtung, bei der ich die Möglichkeit gehabt hätte, mit Menschen mit Demenz und ihren Angehörigen zu arbeiten. Daher entschloss ich mich, freiberuflich tätig zu werden. Vier Tage in der Woche betreute ich an Alzheimer Erkrankte in ihrer Häuslichkeit. Einen Tag hielt ich mir frei für ehrenamtliche Angehörigenarbeit. Ich engagierte mich in der Alzheimer-Gesellschaft Berlin. Meist vertrat ich dort die hauptamtliche Mitarbeiterin am Telefon und beriet Betroffene. Dabei merkte ich schnell, dass diese Beratung allein nicht ausreichte, um den Angehörigen zu helfen, den schwierigen Pflegealltag zu bewältigen. Mir wurde bewusst, dass es einen großen Bedarf an einem umfassenden und vor allem wohnortnahen Betreuungsnetz gab.

1997 gründete ich die Alzheimer-Angehörigen-Initiative. Mit einem Bündel von unterstützenden Maßnahmen wollte ich die Pflegenden entlasten und ihnen helfen, ihre soziale Isolation zu durchbrechen. Und ich hoffte, Angehörige so unterstützen zu können, dass sie die Pflege noch lange fortführen können.

Herrn Handke riet ich in der Sprechstunde, in die er mit seiner Frau gekommen war, Pflegegeld zu beantragen. Damit könnte er Leistungen einer Sozialstation, die Pflegekräfte ins Haus schickt, in Anspruch nehmen. Außerdem bot ich ihm an, an unserer Gesprächsgruppe für Angehörige von Demenzerkrankten teilzunehmen, die ich gerade aufbaute. Bald darauf besuchte ich das Ehepaar Handke zu Hause. Im vierten Stock angekommen, erwarteten mich die beiden Händchen haltend in der Tür. Herr Handke konnte gar nicht begreifen, dass plötzlich jemand da war, der sich um ihn und seine schwierige Situation kümmerte. Langjährige Freunde hatten sich wegen der Krankheit seiner Frau zurückgezogen. Es schmerzte ihn, dass niemand aus dem Haus, in dem sie seit über dreißig Jahren wohnten, an ihrem Schicksal Anteil nahm – von gelegentlichen Kontakten zur Wohnungsnachbarin abgesehen.

Ich sagte ihm, wie bewundernswert es sei, dass die Wohnung trotz aller Widrigkeiten einen so gepflegten und gemütlichen Eindruck macht. Nachdem wir im Wohnzimmer Platz genommen hatten, sprach Herr Handke abermals davon, dass er sich überfordert fühlte. Er hatte Angst, dass er die Pflege bald nicht mehr alleine bewältigen könnte.

Während Herr Handke redete, beobachte ich seine Frau. Sie war traurig, weinte und schaute immer wieder hilflos zu ihrem Mann. Sie begann zu reden, wenngleich nur in Satzfragmenten: vom Alleinsein, von der Wohnungsaufgabe, dass sie Angst um ihren Mann habe und fürchte, er könne weggehen und sie alleine lassen. Sie sagte, dass alles furchtbar sei, das Nichtstun, das Nichtmehr-können. Und zeigte ihre Hände, die nicht mehr taten, was sie wollte. Warum sie so bedrückt war, wurde mir klar, als Herr Handke erzählte, dass seine Frau wohl ein Telefongespräch mit angehört haben musste, bei dem es um das Thema Heimeinweisung gegangen sei. Frau Handke spürte etwas Bedrohliches auf sich zukommen, konnte ihrer Angst aber nicht mehr rational begegnen.

Ich wechselte meinen Platz und setzte mich an ihre Seite, streichelte ihren Rücken und fragte, wie sie sich fühlt. Sie merkte, dass ich nicht über ihre Empfindungen hinwegging, sondern sie mit ihrer Not annahm und sie verstand. Herr Handke hatte Tränen in den Augen, seine hilflose Frau tat ihm leid. Er wollte sie nicht weggeben. Ich bot ihm meine Hilfe an und versicherte ihm, dass ich beide auf ihrem Weg begleiten würde. Das gab ihm Zuversicht, die sich auch auf seine Frau übertrug.

Fortan besuchte ich das Ehepaar alle zwei Wochen. Allmählich machte ich mir ein Bild von den verbliebenen Fähigkeiten von Else Handke und von ihren Defiziten. So erlebte ich einmal, dass sie Schwierigkeiten hatte, vom Stuhl aufzustehen. Sie blieb förmlich an ihrem Sitz kleben. Ich erklärte Herrn Handke, dass die Fähigkeit zur Nachahmung sehr lange erhalten bliebe. Darum sei es nach meiner Erfahrung besser, mit demenziell Erkrankten gemeinsam etwas zu tun oder es ihnen vorzumachen, anstatt auf sie einzureden. Oft helfe es auch, eine Bewegung lediglich einzuleiten – schon ginge der Rest wie von selbst.

Also setzte ich mich vor Frau Handke auf einen Stuhl, konzentrierte mich auf sie und sagte ihr, dass wir das Aufstehen jetzt gemeinsam üben wollten. Während ich knapp „eins – zwei – drei!“ zählte, schaute sie mich aufmerksam an. Bei „drei“ stand ich auf – doch sie blieb sitzen. Nochmal. Beim dritten Versuch klappte es – wir standen gemeinsam auf. Und das alles, ohne dass wir uns angefasst hätten. Frau Handke setzte sich wieder, zählte selbst bis drei und erhob sich zügig von ihrem Stuhl. Das wiederholte sie noch mindestens sechs Mal und immer mit Erfolg. „Vatter“, jubelte sie, „ich kann ja doch noch was!“ Herr Handke war überwältigt, das Erfolgserlebnis gab ihnen neuen Mut.

Bald konnte Else Handke sich wieder selbst Strümpfe und andere Kleidungsstücke anziehen. Das waren kleine Hilfen, aber für das Ehepaar waren sie eine große Entlastung im so schwierig gewordenen Pflegealltag. Die noch vorhandenen kognitiven Fähigkeiten von Frau Handke versuchte ich zu fördern, indem ich sie auf unterschiedliche Weise ansprach. Bei jedem meiner Besuche brachte ich als festes Ritual Blumen mit. Zum einen als Zeichen meiner Anerkennung für Gerhard Handke, aber auch als kleines Gedächtnistraining für seine Frau. Auf meine Frage, was die Blumen brauchen, antwortete Else Handke: „Na, Wasser.“ Auch die Frage nach der Farbe der Blumen beantwortete sie zwar manchmal umschreibend, aber immer richtig. Erst wenn ich wissen wollte, wohin die Blumen kämen, hatte sie Wortfindungsschwierigkeiten. Sie zeigte auf den Schrank, in dem die Vasen standen. Gerhard Handke reichte mir daraufhin eine dickbauchige Glasvase, die ich mit Wasser füllte. Seine Frau folgte mir in die Küche und schaute mich mit dem Blumenstrauß in der Hand erwartungsvoll an. Ich hielt ihr die Vase so entgegen, dass sie diese wahrnehmen konnte und wartete auf ihre Reaktion. Else Handkes Augen wanderten: von der Vase zu mir, zu den Blumen, wieder zu mir. Dann kam Bewegung in ihren rechten Arm und schnell waren die Blumen im Wasser, aber mit den Blüten nach unten. Es sah wunderschön aus. Sie war stolz auf diese selbstständige Leistung und lächelte mich an. Ich dankte ihr. Gemeinsam gingen wir zurück ins Wohnzimmer und sie zeigte mir, wo die Blumen stehen sollten. Ich stellte die Vase – so wie sie war – auf den Wohnzimmertisch. Um das Selbstwertgefühl von Frau Handke nicht weiter zu beschädigen, drehte ich erst später – in einem unbeobachteten Augenblick – die Blumen um.

Else Handke sprach gerne von ihrer Kindheit und ihrer Zeit als Kindergärtnerin in Frankfurt/Oder. Wenn sie von den ersten Jahren ihrer Ehe erzählte, leuchteten ihre Augen, obwohl diese Jahre in eine schwere Zeit gefallen waren.

Wenn ich wieder ging, sagte Gerhard Handke: „Bitte vergessen Sie uns nicht.“ Zwischen meinen Besuchen telefonierte ich regelmäßig mit ihm und versuchte ihm aus der Ferne zu helfen. Beispielsweise hatte er große Probleme, seine Frau zum Trinken zu bewegen. Ich gab ihm den Rat, ihr Götterspeise und Speiseeis anzubieten, da ich wusste, dass sie gerne nascht. Das half.

Anfang November kam Gerhard Handke zum ersten Mal in meine Gesprächsgruppe. Eine fachlich geleitete Gruppe ist für Angehörige ganz wichtig, weil sie dort erkennen, dass sie nicht allein sind. Sie sehen: Auch andere sind betroffen. Sie tauschen sich aus, geben sich gegenseitig Ratschläge und hören einander zu. Die Angehörigen können erzählen und wissen, ihnen wird geglaubt. Wenn hier jemand sagt, dass sein Partner in der Nacht dreimal den Kleiderschrank mit der Toilette verwechselte, nicken die anderen verständnisvoll, weil sie diese Situationen nachvollziehen können. Erzählte man das der Nachbarin, dann würde sie nur ungläubig gucken und denken, man wolle seinen Angehörigen schlecht machen. In der Gesprächsgruppe können die Angehörigen selbst kurioseste Begebenheiten und die dadurch hervorgerufenen Empfindungen miteinander besprechen. Meist fragen Außenstehende ja nur nach dem Befinden des Demenzkranken. Aber in der Gesprächsgruppe können Angehörige sich alles von der Seele reden und selbstverständlich auch mal weinen. Viele entschuldigen sich dann für ihre Tränen, aber ich tröste sie: „Genau deswegen sitzen Sie auch hier." Eine Angehörige hat mal nach dem Treffen gesagt, sie sei mit hängenden Flügeln angekommen und gehe nun beschwingt. Sie wisse nicht, wie lange es anhalte, aber für den Moment sei es so.

Durch die Gesprächsgruppe entwickeln sich neue soziale Kontakte, die für pflegende Angehörige wichtig sind, weil häufig alte Freundschaften wegbrechen, sobald die Demenz manifest wird. Für Gerhard und Else Handke waren meine Besuche lange der wichtigste Kontakt nach draußen. Nun hatten sie auch die Gruppe. Herr Handke, der anfänglich sehr skeptisch war, blühte sichtlich auf. Er sagte mir, dass er erleichtert sei, dass die Probleme, die sich im Umgang mit seiner Frau ergäben, auch die anderen Angehörigen hätten. Seine anfängliche Unfähigkeit, angemessen mit der Krankheit umzugehen, sah er jetzt nicht mehr als sein persönliches Versagen an. Vielmehr gewann er aus den Erfahrungen der anderen neue Erkenntnisse und den Mut zum Weitermachen.

Während er sich in der Angehörigen-Gesprächsgruppe traf, besuchte seine Frau die Krankengruppe. Frau Handke war beim ersten Treffen aufgeschlossen und zurückhaltend zugleich. Beim Bilderdomino schaute sie erst eine Weile zu, bevor sie sich an dem Spiel beteiligte. Nach einer halben Stunde ließ ihre Konzentration sichtlich nach. Sie wurde zunehmend unruhig, weil sie ihren Mann nicht mehr sah. Sie hatte Angst, nicht nur von ihrem Mann getrennt, sondern auch in ein Heim abgeschoben worden zu sein. Erst als die Betreuerin sie in den Raum führte, in der ihr Mann saß, war sie beruhigt. Das Vertrauen zu ihrem Mann war gestärkt, denn sie hatte erfahren, dass ihr Mann sie nicht verließ, auch wenn er nicht immer anwesend war.

Im Jahr darauf hatte die Krankheit meiner liebgewonnenen Frau Handke noch mehr Fähigkeiten geraubt. Sie brauchte Hilfe bei allen Aktivitäten des täglichen Lebens, musste inzwischen auch gefüttert werden. Daran, dass sie die Wohnung noch einmal verlassen konnte, war nicht mehr zu denken. Die beiden lebten isoliert, auch an den Gruppentreffen konnten sie nicht mehr teilnehmen. Außerdem sprach Frau Handke kaum noch. Herr Handke hatte Angst, dass er selbst das Sprechen verlernen könnte, falls ich nicht mehr regelmäßig vorbeikäme und mit ihm redete. Herr Handke musste kontinuierlich begleitet und psychosozial gestützt werden. Durch meine Bemühungen fühlte er sich nicht mehr so allein und fasste den Entschluss, seine Frau so lange zu pflegen, wie es seine Kräfte zuließen. Der Wert dieser Entscheidung kann nicht hoch genug eingeschätzt werden. Frau Handke blieb der Heimaufenthalt erspart.

An einem Mittwoch im Juni 1996 stieg ich wieder die Stufen zur Wohnung der Handkes im vierten Stock hinauf, wie so oft in den vergangenen zwei Jahren. Aber an diesem Tag war alles anders. Dieser Gang fiel mir schwer – Frau Handke war gestorben. Bis zum letzen Atemzug hat Herr Handke seine Frau zu Hause liebevoll und aufopfernd gepflegt. Gewiss keine leichte Aufgabe für diesen hochbetagten Mann. Einundfünfzig Jahre waren sie zusammen gewesen. Seine ganze Liebe wollte er ihr zukommen lassen, das war in den letzten Jahren der Sinn seines Lebens. Er hatte immer Angst davor gehabt, dass er es physisch nicht durchhalten würde.

Herr Handke nahm mich sanft bei der Hand und führte mich ins Schlafzimmer. Auf dem Nachttischchen stand ein großes Bild seiner Frau, daneben ein Strauß weißer Freesien, ihre Lieblingsblumen. Ich las ein Kondolenzschreiben, in dem stand, dass Frau Handke nun von ihrer grausamen Krankheit erlöst und Herr Hanke von einer schweren Aufgabe befreit sei. „Das stimmt nicht", sagte er unvermittelt. „Ich habe alles gerne getan. Sie fehlt mir." Nach einer Weile fuhr er fort: „Sie ist in meinen Armen eingeschlafen – ganz ruhig und zufrieden." Er war glücklich darüber, dass er ihr bis zum letzten Atemzug Geborgenheit gegeben hat.

Der Demenzkranke hat immer Recht

Von Marianne Heling

Der Text wurde auf der Grundlage eines Interviews verfasst.

Ich arbeite in einem Seniorenheim in Fürstenberg. Menschen, die im Bett liegen und nicht mehr selber essen können, reiche ich das Essen. Davor habe ich schon einiges gemacht, war aber bis dahin nicht im sozialen Bereich tätig. Es macht mir Spaß zu helfen.

Vor einem Jahr fragte mich die Heimleiterin, ob ich nicht ehrenamtlich Besuche bei Demenzkranken machen könne. Diese Aufgabe war für mich eine Herausforderung – und so habe ich zugesagt. Mit ein paar anderen Frauen absolvierte ich einen dreitägigen Lehrgang. Dann bekam ich eine erste Betreuung zugewiesen: eine achtzigjährige Frau, die im Betreuten Wohnen lebte. Wir besuchen nur Menschen, die noch alleine wohnen und sich selbstständig versorgen können, keine Demenzkranke, die pflegebedürftig sind. Wir kommen für ein oder zwei Stunden in der Woche, schenken Menschen, die niemanden mehr haben, ein wenig Gesellschaft und entlasten die Angehörigen für eine kurze Zeit.

Mit dieser Frau habe ich mich viel unterhalten, vor allem über ihre Kindheit und Jugend. Wenn ich einen Demenzkranken besuche, muss ich erst einmal Vertrauen aufbauen, dafür sorgen, dass er sich mit mir wohl fühlt. Die Chemie muss stimmen. Wenn man sich nicht versteht, wird die Betreuung an jemand anderen abgeben. Sonst erzeugt es nur Unruhe und Stress.

Bald darauf habe ich noch eine andere Betreuung übernommen – auch eine ältere Frau. Ich habe versucht, von ihr viel über früher zu erfahren. Der Sohn hatte mir schon ein wenig erzählt, so dass ich wusste, über welche Verwandten und Themen ich reden konnte. Denn es hatte ein paar Todesfälle in der Familie gegeben, und ich wollte nicht, dass sie traurig wird. Sie war ein wenig vereinsamt, und wenn wir zusammen unterwegs waren, hat sie eifersüchtig darauf geachtet, dass ich mich mit niemandem sonst beschäftige. Wenn wir spazieren gingen und uns auf eine Bank setzten, hat sie sich grundsätzlich in die Mitte gesetzt, damit sich kein anderer neben mich setzen konnte. Wenn ich gekommen bin und an ihrer Tür geklingelt habe, hat sie mich gleich erkannt. Ich hatte nämlich schnell herausgefunden, dass es für sie einfacher ist, wenn ich immer dieselbe Geste mache und sie mit denselben Worten begrüße. Ich habe also jedes Mal mit der Hand gewunken und „Hallo, da bin ich wieder" gesagt – und sie wusste, wer ich bin.

Sich um einen Demenzkranken zu kümmern, ist für die Angehörigen ein 24-Stunden-Job. Die Krankheit zeigt sich auf unterschiedliche Weise. Einige Demenzkranke sind unruhig, laufen nur hin und her. Einem Demenzkranken muss man immer eine Aufgabe geben. Zum Beispiel kann man mit ihm alte Fotoalben durchsehen und fragen, ob er noch weiß, wo die Bilder gemacht wurden und wer darauf zu sehen ist. Die Erinnerungen an ganz frühe Zeiten wachzurufen, ist manchmal einfacher, als über Ereignisse zu sprechen, die noch nicht so lange her sind. Aber dafür muss man natürlich die Geschichte des Demenzkranken kennen. In einem Vorgespräch mit den Angehörigen lasse ich mir die Lebensgeschichte erzählen. Was hat der Mensch früher gemacht? Was waren seine Hobbys? Welches Essen mochte er? Was hatte er für einen Freundeskreis?

Wenn man sich mit einem Demenzkranken unterhält, ist es für ihn oft einfacher, wenn man keine Fragen stellt. Denn wenn ich ihn etwas frage, muss er nach einer Antwort suchen, und das strengt ihn unter Umständen an. Wenn man ein paar Sachen aus seinem Leben weiß, kann man auch über Behauptungen mit ihm ins Gespräch kommen. Habe ich zum Beispiel ein Foto, auf dem seine Tochter zu sehen ist, sage ich: „Das ist aber ein hübsches Mädchen. Das hat bestimmt viel Ball gespielt." Eventuell weckt das Erinnerungen – und er fängt an zu erzählen.

Man kann auch eine Kiste mit Dingen zusammenstellen, die dem Demenzkranken wichtig sind: Fotos, kleine Gegenstände, Andenken an Reisen oder das Poesiealbum. Für mich selbst will ich später auch so eine Kiste machen mit allem, was mir wichtig ist. Aus der Kiste kann man zusammen mit dem Demenzkranken Gegenstände ziehen – und hat wieder Gesprächsstoff. Etwas Konkretes in der Hand zu halten, hilft ihnen, sich zu erinnern und es schärft die Sinne. Man kann auch einfach nur mal eine Orange in eine Schachtel legen, vielleicht noch ein paar Nelken dazu tun. Der Demenzkranke kann die Orange anfassen und an ihr riechen. Demenz kann man nicht heilen, aber vielleicht ein wenig aufhalten. Deswegen muss man versuchen, das Erinnerungsvermögen soll so lange wie möglich zu erhalten.

Die Angehörigen sind zu Anfang oft sehr vorsichtig. Durch Gespräche versuche ich ihr Vertrauen zu gewinnen. Zum Beispiel müssen sie wissen, dass ich nichts von dem, was ich sehe oder höre, weitersage. Wenn etwa eine Frau ihren Mann schon seit ein paar Jahren pflegt, ohne dass sie sich Hilfe geholt hat, wird ihr Haushalt natürlich nicht so akkurat und sauber sein, wie er es möglicherweise früher gewesen ist. Wenn sie jetzt einen Fremden in ihre Wohnung lässt, ist es für die Frau ein komisches Gefühl. Sie muss wissen, dass ich natürlich nicht überall herumerzähle, was für ein Chaos bei ihr herrscht. Wir, die wir die Demenzkranken besuchen, müssen absolut verschwiegen sein. Auch Familiengeheimnisse, die wir im Gespräch erfahren, behalten wir für uns. Darauf werden wir verpflichtet, bevor wir eine Betreuung übernehmen. Gerade in einer Kleinstadt wie Fürstenberg, in der jeder jeden kennt, ist das wichtig. Einmal im Monat treffen wir Betreuerinnen uns und tauschen uns im kleinen Kreis aus. Aber da geht es dann um die Symptome der Krankheit und wie wir in konkreten Fällen darauf reagiert haben. Das brauchen wir, um Ereignisse zu verarbeiten und uns Rat zu holen.

Eine Kollegin hat zum Beispiel erzählt, dass sie mit einem Demenzkranken einen Spaziergang machen wollte. Nun hatte der Mann zwei verschiedene Schuhe an. Seine Frau wurde wütend, wollte ihn so nicht auf die Straße lassen – und hat lange mit ihm diskutiert. Letztlich war es so, dass in der Stunde, die für den Spaziergang gedacht gewesen war, nur über die Schuhe gestritten wurde. Und am Schluss war der Demenzkranke unzufrieden, weil er nicht an die frische Luft kam. Die Frau war gestresst von dem Streit und für die Betreuerin war es ebenso unbefriedigend. Den Angehörigen ist das Bild, das sie nach außen vermitteln, oft sehr wichtig. Manchmal wichtiger als die Bedürfnisse des Demenzkranken.

Für mich hat der Demenzkranke immer Recht. Das haben wir so in unserem Lehrgang gelernt und das ist immer in meinem Kopf. Mit ihm zu diskutieren bringt nichts. Wenn mir einer sagt „Guck mal, auf der Straße rennen Schweine lang", dann widerspreche ich nicht, sondern sage: „Ja, da draußen sind Schweine." Man bekommt ihn in dem Moment sowieso nicht in die reale Welt. Und sich mit ihm zu streiten kostet beide nur unnötig viel Kraft. Für Angehörige ist es allerdings oft viel schwerer, den Demenzkranken einfach zu lassen wie er ist. Sie haben ihr Leben mit ihm verbracht und reagieren empfindlicher auf bestimmte Themen. Die Krankheit zu akzeptieren ist für sie natürlich viel schmerzhafter.

Der demente Vater einer Freundin wollte zum Beispiel eines Tages unbedingt seine Aktentasche haben und zur Arbeit gehen. Er ist über neunzig Jahre alt, pflegebedürftig und liegt im Bett. Meine Freundin hat ihm immer wieder erklärt, dass er nicht mehr arbeiten muss und hat ihm die Aktentasche nicht gegeben. Früher ist dieser Mann jeden Tag mit dem Zug zu seinem Arbeitsplatz, einer Gärtnerei, im Nachbarort gefahren. Jahrzehntelang hat er Morgen für Morgen seine Aktentasche genommen, hat Thermosflasche und Stulle eingepackt – und ist losgegangen. Nun hatte er eines Tages die Eingebung, er müsse wieder zur Arbeit gehen. Und er war unglücklich, als ihm seine Tochter die Tasche nicht ans Bett brachte. Hätte sie sie ihm einfach gegeben, hätte sie sich diese anstrengende Diskussion erspart. Er wäre zufrieden gewesen und mehr wäre nicht passiert. Er ist ja viel zu gebrechlich, um wirklich aus dem Haus zu gehen.

Es ist gut, wenn Demenzkranke Tätigkeiten ausüben, die auch früher zu ihrem Alltag gehörten. Mit den Frauen bin ich oft in der Küche, wir schälen Kartoffeln und kochen zusammen. Das haben sie ihr Leben lang gemacht, warum sollen sie damit aufhören, solange sie noch fit sind? Es tut ihnen gut. Wenn ein Mann früher handwerklich gearbeitet hat, kann man ihm ein Brett geben und ihn ein paar Nägel hinein hämmern lassen. Natürlich muss man aufpassen, dass er sich nicht weh tut. Aber aktiv sein oder zumindest die Illusion zu haben, noch am Leben teilzunehmen, ist besser als nur still im Sessel zu sitzen.

Die Kranken und ihre Angehörigen sind oft auf sich allein gestellt und haben kaum noch soziale Kontakte. Ich habe oft beobachtet, dass Nachbarn und Freunde sich abwenden, wenn jemand an Demenz erkrankt. Sie haben Angst vor dem Thema und wollen nichts damit zu tun haben. Dabei ist es klug, sich rechtzeitig damit zu beschäftigen. Ich kenne ein Ehepaar, beide sind noch recht rüstig, suchen sich aber dennoch schon ein Pflegeheim, weil sie jetzt noch in der Lage sind, selbst zu entscheiden, wo sie hinwollen. Ich bin jetzt achtundfünfzig Jahre alt und mache mir auch langsam Gedanken, wie es im Alter werden wird. Namen sind für mich schon oft Schall und Rauch, die merke ich mir schwer. Wenn ich etwas vergessen habe, dann mache ich mir Sorgen, ob mich die Krankheit eines Tages auch treffen könnte. Wenn es schlimmer wird mit der Vergesslichkeit, würde ich zum

Arzt gehen und mich untersuchen lassen. Aber um ehrlich zu sein: Eigentlich möchte ich es nicht wissen, wenn ich dement werden sollte.

Als wären es meine Eltern

Von Hanne Cremer

Als ich Anfang der 90er Jahre des vergangenen Jahrhunderts meine Arbeit in einer „Wohngruppe für Altersverwirrte“ begann, konnte ich nicht ahnen, wie wichtig mir diese Arbeit werden würde und welch hohen Stellenwert Menschen mit dieser Krankheit in der Gesellschaft einnehmen werden. Ich kann mich erinnern, dass mir als Kind schon alte Menschen begegneten, deren Verhaltensweisen und Reaktionen mir seltsam vorkamen. Das wurde damit erklärt, dass diese Menschen „verkalkt“ seien. Mir wurde gesagt, dass es sich nicht lohne, sich näher mit ihnen zu befassen.

Als ich in der Wohngruppe anfing, versuchte ich mir über Bücher ein Basiswissen über diese Krankheit anzueignen, aber Fehlanzeige, die Wissenschaft hatte sich dieses Themas noch nicht angenommen. Es war noch nicht als Problem in der Mitte der Gesellschaft angekommen. So wurde das Experiment der gesonderten Betreuung von „Altersverwirrten“ in einer großen Altbauwohnung mit Neugier, aber auch mit Vorbehalt betrachtet. Was genau hinter diesen Mauern mit den Menschen passierte, wusste keiner so recht.

Die Heime sahen sich mit einer immer größer werdenden Zahl alter Menschen mit ausgeprägten, merkwürdigen Verhaltensweisen konfrontiert. Und zeigten Interesse an einer Wohnform, in der sich diese Menschen nicht ausgegrenzt, sondern in ihrem Anderssein angenommen fühlten und dadurch sehr viel ruhiger und zufriedener waren.

„Betreuen Sie diese alten Menschen so, als wären es Ihre Eltern", das war die einzige Anleitung, die mir bei Arbeitsbeginn für den Umgang mit den mir anvertrauten, verwirrten Menschen von meinem Vorgesetzten gegeben wurde, es war aber die wichtigste. Ich konnte mein Herz sprechen lassen. Das fiel mir nicht schwer, da diese Menschen mir ja ohne jeden Schutz zeigten, was sie beschäftigte: ihre Freuden und vor allem ihre Sorgen und Nöte.

Den Menschen, der vor mir steht, anzunehmen, wie er ist, herauszufinden, was in ihm vorgeht, das ist der Schlüssel zu einer gelingenden zwischenmenschlichen Kommunikation überhaupt und ganz besonders mit Menschen mit einer veränderten Wahrnehmung. Wie würde ich mich fühlen, wenn ich Ängste hätte, wie beispielweise: „Wo kann ich denn heute Nacht schlafen?" Und Sorgen wie: „Ob meine Mutter weiß, dass ich hier bin? Vielleicht wartet sie auf mich." Oder: „Ich muss schnell los, sonst komme ich zu spät zur Arbeit." Welcher Trost würde mir dann gut tun? Oft geht es in erster Linie nicht um die Lösung eines Problems, das die Erkrankte hat – in der hintersten Ecke ihres Herzens ahnt sie vielleicht, dass ihre Fragen nicht zu beantworten sind – es geht darum, dass sie sich verstanden fühlt, Mitgefühl spürt und getröstet wird. Sonst lassen wir den Menschen mit sich und seinem Kummer allein. Sich darauf einzulassen, heißt, sich von seiner Freude und seinen Ängsten berühren zu lassen.

Die Denkweise und Logik einer Erkrankten kann ich nicht nachvollziehen, aber ich kann versuchen ihre Nöte zu verstehen. Um ihr zu helfen braucht es nur ein wenig Fantasie und Kreativität. So kann man ihr antworten: „Sie können heute Nacht hier schlafen. Morgen schauen wir, wie es weitergeht." Oder: „Ich ahne, wie schlimm es für Sie ist, dass Ihre Mutter nicht weiß, wo Sie sind. Leider haben wir keine Telefonnummer von ihr, aber wenn Sie hier anruft, dann sage ich ihr Bescheid." Oder: „Heute ist zum Glück Sonntag, da müssen Sie nicht zur Arbeit." Der Demenzkranken können auch Fragen gestellt werden, die sie spüren lässt, dass sie nicht allein gelassen ist und die sie vielleicht von ihren Sorgen ablenken. „Wo würden Sie gerne schlafen?", oder „Wo haben Sie Ihre Mutter zuletzt gesehen? Was hatte sie an?" Oder: „Wie sieht Ihre Arbeit aus, was müssen Sie dabei tun?" Dabei geht es nicht darum, die Erkrankte aus ihrer Welt in unsere zu holen. Versuche dieser Art schlagen immer fehl, da die Demenzkranke sich ja in der realen Welt fühlt.

Es geht vielmehr darum, in ihre Welt mit einzutauchen und zu spüren, was ihr gut tun könnte, auch wenn unsere Antworten unter Umständen nicht unserer Realität entsprechen.

Am Anfang hinterließen Gespräche mit Demenzkranken, in denen ich von der Realität, wie ich sie verstand, abwich, bei mir immer ein gewisses Unwohlsein, ein Gefühl der Unehrlichkeit dem Erkrankten gegenüber. Aber als ich merkte, dass ich die Sorgen dieser Menschen auf diese Weise erleichtern und sie durch meine Worte beruhigen konnte, sah ich es als einen Akt der Barmherzigkeit an und nicht als ein Vergehen.

Häufig taucht dieselbe Frage kurze Zeit später wieder auf und die Demenzkranke weiß nicht mehr, dass sie kurz vorher eine Antwort bekommen hatte. Dann hat sie diese noch nicht gut genug beruhigt. Vielleicht fühlt sie sich mit einer Gegenfrage noch besser verstanden?

Oder gibt es eine Lieblingsbeschäftigung, die in solchen Fällen zur Ablenkung hervorgeholt werden kann? Oder eine Musik, die sie auf andere Gedanken bringt? Falls sich die Erkrankte durch nichts von ihrem Problem abbringen lässt und die Geduld des Pflegenden zur Neige geht, dürfen auch Sätze geäußert werden wie: „Ich kann jetzt nicht mehr antworten, ich habe im Moment keine Kraft mehr dazu, vielleicht später wieder." Diese können vielleicht im Fragen eine Pause bewirken. Später sind dann oft andere Dinge von Interesse und das Problem ist erst einmal vergessen. Es ist wichtig, der Demenzkranken auch einmal die eigenen Gefühle und Grenzen zu zeigen. Sie können von ihr wahrgenommen werden, wenn sie echt sind.

Die schwierige Kommunikation mit Demenzerkrankten ist einer der Hauptgründe, weshalb Angehörige am Rand ihrer physischen und psychischen Kraft sind und sich für eine vollstationäre Betreuung der Demenzkranken entscheiden. Ein weiterer Grund, warum Menschen ihre vertraute Umgebung verlassen müssen, kann die Unruhe der Kranken sein, ein ständiges Getriebensein am Tage und oft auch in der Nacht. Ich habe manchmal den Eindruck, diese Menschen möchten gerne ihren momentanen Zustand verlassen: Es ist für sie, im wahrsten Sinne des Wortes, zum Davonlaufen.

Wer könnte ihnen das verübeln? Sie wissen oft nicht mehr, wer sie sind, erkennen weder den Ort noch die Menschen in ihrer Nähe, verstehen viele Zusammenhänge nicht mehr und fühlen sich fremd in ihrer eigenen Haut. Sie wissen nicht, was die Ursache dieses „sich Fremdwerdens" ist. „Es ist alles so anders", „Ich weiß gar nicht, was los ist", „Es ist alles so durcheinander", „Ich weiß nicht, ich glaube, ich werde verrückt" – so äußern diese Menschen ihre Verzweiflung. Da ist keiner, der helfen kann. Sie selbst können diese Probleme auch nicht lösen, geschweige denn, dass eine Lösung durch die Fortschritte in der Medizin in Sicht wäre. Zum Davonlaufen!

Was kann in solch einer ausweglosen Situation helfen? Man kann versuchen, die Kranken abzulenken, sie in den Arm zu nehmen und zu trösten, Veränderung in Aussicht zu stellen: „So wird es nicht immer bleiben." Ein kleiner Gang nach draußen, bei dem die Kälte richtig gespürt wird, ist wirkungsvoller als alle theoretischen Erklärungen über das kalte Wetter. Der Fantasie der Pflegenden sind keine Grenzen gesetzt, aber wichtig ist, dass man nie die Hoffnung auf Veränderung nimmt, ihnen nie die Aussichtslosigkeit ihrer Lage vor Augen führt.

Und niemand sollte versuchen, mit einem Demenzkranken einen Machtkampf auszufechten. Dieser verletzt sein Selbstwertgefühl und seine Würde so sehr, dass beide Seiten nur verlieren würden. Der Kranke – wie jeder jenseits des Kindesalters – möchte sich auf keinen Fall bevormunden lassen. Je massiver die Überredungskünste der Gegenseite auf sie einprasseln, desto mehr versucht sie dagegen zu halten: eine ganz normale menschliche Reaktion.

Wenn die Situation einmal droht zu eskalieren, sollten die Helfenden versuchen abzulenken oder einmal kurz den Raum verlassen. Drei Minuten später kann schon alles wieder vergessen sein und vielleicht kann man mit der begonnenen Tätigkeit fortfahren, als ob es keinen Konflikt gegeben hätte. Manches kann aber auch nicht fortgesetzt werden, damit müssen wir uns abfinden. Ich denke da zum Beispiel an die Körperpflege.

Viele Demenzkranke haben nicht mehr das Bedürfnis nach Sauberkeit, wie sie es früher hatten: „Mutter war immer so eine reinliche Frau, sie achtete auf jeden Fleck. Jetzt lässt sie sich nicht mal mehr waschen, geschweige denn dic Wäsche wechseln." Die verzweifelten Kinder verstehen ihre Eltern nicht mehr. In der Tat empfinden es manche Kranke als eine ungerechtfertigte Einmischung in ihre ureigenste, persönliche Angelegenheit, wenn pflegende Angehörige oder Pflegekräfte sich der zu wechselnden Unterwäsche bemächtigen. Es kommt zu Auseinandersetzungen, die die Pflegenden an ihre Grenzen bringen. Dabei spielen Gedanken, was andere Angehörige, Nachbarn oder pflegende Kollegen denken könnten, wenn sich der Erkrankte bekleckert hat, nicht gut riecht oder den Pullover falsch herum trägt, eine große Rolle.

Geduld, Einfühlungsvermögen und Fingerspitzengefühl sind wichtig. So kann die Pflegende einen günstigen Zeitpunkt abwarten, bis die Einsicht, dass die Körperpflege nötig ist, vielleicht wenigstens ansatzweise vorhanden ist, zum Beispiel vor einem Arztbesuch. Oder man kann versuchen die Erkrankte mit dem Argument zu überzeugen, dass der Sonnabend allgemeiner Badetag ist. Es hilft, wenn die Pflegende möglichst viele der Gewohnheiten des Erkrankten kennt und Vorschläge machen kann, die dieser dann auch annehmen kann. Aber auch eine offene Erklärung über die Erkrankung kann die Situation bewältigen helfen. Ist es nicht wichtiger, dass wir der Kranken ein größtmögliches Gefühl der Selbstbestimmtheit erhalten, anstatt dass sie wie aus dem Ei gepellt aussieht?

Häufig höre ich, dass ein Neurologe konsultiert wird, wenn die Erkrankte die Körperpflege nicht zulässt. Sie soll mit Psychopharmaka ruhig gestellt werden, damit sie nicht mehr so „aggressiv" ist. Welch eine Wertung. Aus der Sicht der zu Pflegenden hatte es sich um Notwehr gehandelt. Ich kenne keinen Grund, weshalb ein Mensch gegen seinen Willen unbedingt gebadet oder geduscht werden muss – warum nicht auch Waschen genügt.

Psychopharmaka sollten nur in äußersten Notfällen verabreicht werden, etwa wenn die Unruhe der Erkrankten so überhand nimmt, dass sie selbst und die Menschen in ihrer Umgebung darunter sehr leiden.

Ein weiteres Problem ist die Mangelernährung, häufig anzutreffen bei hochgradig an Demenz erkrankten Menschen. Darüber wird manchmal zu Recht, oft aber auch zu Unrecht durch die Medien informiert und die Pflegeheime werden angeprangert. Ich stelle mir die Situation der Erkrankten vor: Ich weiß nicht mehr, wer ich bin, liege in einem fremden Bett, ohne zu wissen, warum ich da liege. Ich vermisse meine Mutter sehr und kenne die Menschen nicht, die mir ungeduldig etwas in den Mund schieben, das mir nicht schmeckt. Ich kann ihnen aber nicht mitteilen, was ich möchte und was nicht. Ist es nicht allzu verständlich, dass einem Menschen da der Appetit vergeht, nicht nur am Essen, sondern auch am

Leben? Und damit ich noch lange in diesem unerträglichen Zustand gehalten werde, bekomme ich Astronautenkost mit allem, was zur Erhaltung meines Lebens notwendig ist.

Ich aber möchte diesen Zustand nicht länger aushalten. Ich versuche den Mund zu zu lassen, wenn ein Löffel meine Lippen berührt oder die ungewohnte Tülle des Schnabelbechers sich Zugang in meine Mundhöhle verschaffen will und drehe den Kopf zur Seite. Aber das nützt nichts, ich habe zu wenig Kraft, den Mund geschlossen zu halten und mein Kopf wird wieder in die Mittelposition gedreht, so dass ich schlucken muss, ob ich will oder nicht. So geht es manchen, vielleicht sogar vielen alten Menschen zu Hause in der Obhut der Familie (die eigenen Angehörigen werden ja oft nicht mehr erkannt) und in den vollstationären Einrichtungen. Das Leben lohnt sich für sie nicht mehr, vor allem, wenn die Atmosphäre, die sie umgibt, kaum auszuhalten ist. Da haben gestresste Pflegekräfte kaum zehn Minuten Zeit, um ihnen das Essen zu reichen. In Gedanken sind sie schon bei der nächsten Tätigkeit. Die alten Menschen „kauen" sogar pürierte Kost pro Löffel oft zwanzig Mal, da ihnen dies ein Bedürfnis zu sein scheint, und die Pflegekräfte fühlen sich dadurch genervt.

Ich sehe keinen Hinderungsgrund, auch bettlägerige Menschen zu den Mahlzeiten in einen Pflegerollstuhl zu legen, um sie am gemeinsamen Essen mit Familienmitgliedern oder Mitwohnenden teilnehmen zu lassen. Die Gemeinschaft mit ihren Gesprächen wirkt (appetit-)anregend, die Pflegenden in den Einrichtungen sind etwas entspannter, da sie mehrere zu Betreuende im Blick haben können. Die Betreuten können wieder an ihrer

Umgebung Anteil nehmen, dadurch lohnt sich das Leben wieder etwas mehr.

Ich würde mir wünschen, dass es irgendwann selbstverständlich ist, dass auch Pflegekräfte in dieser Runde ihre Mahlzeiten einnehmen dürfen. Wenn die Pflegenden ihre Mahlzeit separat essen, kommt das Gefühl der Zweiklassengesellschaft auf.

Und wenn trotz mancher Maßnahmen die Demenzkranke nicht zu-, sondern sogar abnimmt, dann wird zur PEG gegriffen, die Zeit – und Kräfte sparende technische Lösung: Perkutane endoskopische Gastrostomie ist ein endoskopisch angelegter direkter Zugang zum Magen, der die Bauchwand durchdringt und der bei Menschen mit Schluckstörungen unterschiedlicher Ursache die künstliche Ernährung über lange Zeit ermöglicht.

„Wir können Mama doch nicht verdursten lassen!", heißt es. Aber dass die alte, verwirrte Mutter mit an Sicherheit grenzender Wahrscheinlichkeit keinen Durst mehr empfindet und verzweifelt darüber ist, dass die Sprache ihres Körpers (Mund geschlossen halten, Kopf zur Seite drehen trotz oben beschriebener Maßnahmen) nicht verstanden wird, weil sie einfach nicht mehr leben will, das wollen Pflegende häufig nicht wahrhaben.

Die Signale zu verstehen und danach zu handeln ist schwierig, aber es kann auch entlastend sein, wenn sich diejenigen, die um das Wohl dieser Menschen besorgt sind – Angehörige, Pflegekräfte und Ärzte – die Grenzen des Machbaren eingestehen.

Ich würde mir wünschen, dass die Rechtssprechung nicht mehr das Unterlassen von manchmal unbarmherzigen Maßnahmen zur Vorbeugung von Gewichtsabnahme bei dementen Hochbetagten ahndet, Maßnahmen, die der Verlängerung eines Lebens dienen, das von der Betreffenden so nicht gelebt werden will.

Ich hoffe darauf, dass die mangelnde Berücksichtigung des durch die Körpersprache ausgedrückten Willens des dementen Menschen als Straftatbestand irgendwann einmal gelten wird. Dieser Wille kann noch viel wirkungsvoller durch eine präzise formulierte Patientenverfügung durchgesetzt werden. Aber jeder Pflegende muss mit Widersprüchlichkeiten in der Betreuung leben: Autonomie steht manchmal gegen Fürsorglichkeit.

„Es gibt keine Pflege ohne Beziehung." Diesen Satz prägte ein Arzt, der maßgeblich zur Entwicklung des Wohngruppenkonzeptes für Demenzkranke beitrug. Ich habe aber den Eindruck, dass die Pflegekräfte in den Einrichtungen aus Gründen der Effizienz überall einsetzbar sein sollen, so dass durch den häufigen Wechsel der Bezugspersonen eine gelingende Pflege an Körper und Seele erschwert ist. Vertrauen aber wächst nur durch Vertrautheit. Streicheln kann Wunder wirken, ein freundliches Winken ein Gefühl der Zuneigung, beides keine Frage des zeitlichen Aufwandes, sondern der Beziehung.

Ich machte schon häufig die Beobachtung: Je mehr die Pflegenden sich in ihrer Arbeit zu Hause fühlen und mit ihr verwurzelt sind, desto höher ist ihre Identifikation mit ihr, die Qualität ihrer Arbeit und ihr Engagement. In der Folge fühlen sich die Betreuten und ihre Angehörigen wohl. Beschwerden von Angehörigen, häufig nur wegen Kleinigkeiten, entstehen erst gar nicht, wenn diese als wichtige Partner der Einrichtung angesehen werden, sich angenommen fühlen, wie sie sind, jederzeit willkommen sind und auch ihre ganz persönlichen Sorgen einen Platz haben.

Deshalb muss meines Erachtens bei der Suche nach einer geeigneten Unterbringung für die Demenzkranke die Atmosphäre in einem Haus ein ausschlaggebender Faktor sein. Ein weiterer Aspekt, der mir für das Wohlbefinden von Pflegebedürftigen, insbesondere von dementiell erkrankten Menschen von hoher Wichtigkeit zu sein scheint, ist das Wohl der Pflegenden, ob zu Hause oder in Einrichtungen. Nur Pflegende, die selbst Anerkennung und Wertschätzung erfahren, sei es mit Worten oder in materieller Hinsicht, können dies auch an die zu Betreuenden weitergeben. Nur wenn es den Pflegenden gut geht, können diese den Erkrankten den notwendigen Halt geben und ihnen in Geduld begegnen.

Und trotz der beschriebenen Probleme: Das Zusammensein mit Demenzkranken kann auch bereichernd sein. Ich erlebte Kinder, die ihre Eltern in der Demenz von einer ganz anderen Seite kennenlernten. Sie konnten sich offener und ehrlicher als früher begegnen und dann versöhnt auseinander gehen. Die dementiell veränderten Menschen nehmen uns in ihre Welt mit hinein. Wir als Pflegende haben das Privileg, ihr Vertrauen zu haben, ihnen nah zu sein, ihnen in ihrer Schutzlosigkeit und Bedürftigkeit beizustehen und sie vielleicht bis zu ihrem Ende begleiten zu dürfen. Wenn wir uns dieses Vorrechts bewusst sind, kann uns das Kraft geben für uns selbst und für die oft nicht einfache Arbeit.

Wir hatten eine bombastische Ehe

Von Brigitte Nowak

Der Text wurde auf der Grundlage eines Interviews verfasst.

Alle sagen, ich soll meinen Mann Heinz in ein Heim geben, aber ich bringe es nicht fertig. Ich war fünfzehn Jahre alt, als ich ihn kennenlernte, seitdem sind wir zusammen. Geheiratete haben wir, als ich achtzehn Jahre alt war, Heinz war einundzwanzig. Wir haben uns ganz langsam alles zusammen aufgebaut. Zuerst habe ich als Friseurin gearbeitet. Als ich dann unseren Sohn mit neunzehn Jahren bekam, ging das nicht mehr. Ich musste abends zu lange arbeiten. Als unser Sohn klein war, hat er viel geweint, weil er nicht in den Kindergarten wollte. Da hat mein Mann gesagt, ich solle mit dem Kind zu Hause bleiben. Er ist dann jeden Samstag und Sonntag arbeiten gegangen, damit das Geld reichte. Er war Putzer und Maurer auf dem Bau. Zäh war mein Mann, früher ist er nie krank geworden.

Als unser Junge zwölf Jahre alt war, habe ich wieder halbtags gearbeitet. Meinem Mann war das am Anfang gar nicht recht, aber ich wollte wieder unter Leute kommen. Über zwanzig Jahre lang war ich Montierin bei der Firma Bosch. Nebenbei habe ich meinen Enkelsohn mit aufgezogen. Der ging auch nicht gern in den Kindergarten und so habe ich ihn nachmittags zu uns geholt.

Wir hatten beide einen schönen Beruf. Wenn wir frei hatten, waren wir in unserem Garten. Es war eine sehr schöne Zeit damals. Deswegen kann ich ihn jetzt auch nicht weggeben.

Als er achtundfünfzig Jahre alt war, hatte er vier Schlaganfälle nacheinander. Er war halbseitig gelähmt, ein halbes Jahr lang war er bettlägerig. Da habe ich ihn auch schon gepflegt, und ich habe es hingekriegt, dass er wieder laufen konnte. Aber sein Gehirn war ganz schön durcheinander. Ungefähr mit einundsechzig Jahren fing es bei ihm an, dass er plötzlich vieles vergaß. Auf Fragen antwortete er nicht mehr richtig. Am Anfang dachte ich, das liegt noch an den Schlaganfällen, er regeneriert sich schon wieder. Aber es wurde nicht besser. Wir sind zum Arzt gegangen und der hat gesagt: Es ist Demenz.

Ich wusste damals nicht, was auf mich zukommt, wie mein Leben werden würde. Eine erste Ahnung habe ich bekommen, nachdem ich das Buch einer Frau gelesen habe, die von ihren Erfahrungen mit ihrem demenzkranken Mann schrieb. Es war ein Schock. Ein Leben lang haben wir darauf hingearbeitet, dass es uns im Alter gut geht. Wir wollten Reisen und Ausflüge machen und haben lange dafür gespart. Wir wollten die Zeit miteinander genießen. Und dann war schlagartig alles weg. Er weiß heute nicht mal mehr, was ein Schuh ist.

Zu Beginn muss es für meinen Mann ganz furchtbar gewesen sein. In der ersten Zeit nach den Schlaganfällen ging es ja noch. Er hat Zeitung gelesen, er konnte sich unterhalten und wir haben auch noch Besuch bekommen. Als es mit der Demenz schlimmer wurde, fiel ihm das Reden immer schwerer. Er stotterte, die Sprache überschlug sich – und raus kam nur noch Müll. Er hat dann oft geweint. Jetzt sitzt er nur noch da und guckt durch einen durch, wenn man mit ihm spricht. Er versteht nicht, was ich ihm sage. Wir hatten früher viele Kontakte, waren oft eingeladen oder hatten Gäste. Unser Garten war eigentlich immer voller Menschen gewesen. Mein Mann war früher sehr gesellig, hat alles mitgemacht. Jetzt kommt keiner mehr vorbei. Die alten Freunde und Bekannten können mit seiner Krankheit nicht umgehen. Ich kann es verstehen, aber für mich wäre es schön, wenn mal jemand hier wäre.

Eine Zeitlang war er aggressiv. Wenn er seinen Willen nicht bekommen hat oder ich nicht verstanden habe, was er wollte, wurde er zornig. Das ist auch heute noch so: Wenn er etwas will und ich sage Nein, wird er garstig und schreit manchmal so laut, dass das ganze Haus ihn hört. Ich gehe dann aus dem Zimmer, bis er sich wieder beruhigt hat. Früher habe ich zurückgebrüllt, aber das mache ich jetzt nicht mehr.

In den vergangenen zwei Jahren hat er sehr abgebaut. Jetzt hat er auch noch Parkinson. Er zittert manchmal so stark, dass er die Kaffeetasse nicht mehr halten kann. Er kann nicht mehr richtig essen, meistens füttere ich ihn. Er wäscht sich nicht mehr, er putzt sich nicht die Zähne, er steht im Bad und weiß nicht, was er machen soll. Manchmal sitzt er auf dem Sofa und fängt an sich auszuziehen. Oder er geht in den Flur und nimmt seine Schuhe, obwohl wir gar nicht raus wollen. Er rennt hundertmal hintereinander zur Toilette. Wenn ich ihn frage, warum er das tut, sagt er: Weiß ich nicht. Er hat einfach den Impuls, es zu tun. Jetzt fängt er auch noch an, inkontinent zu werden. Ich muss immer hinter ihm her sein, weil es vorkommt, dass er das ganze Badezimmer verschmutzt.

Ich bin froh, dass er an vier Tagen in der Woche in der Tagespflege ist. Ich hätte nie gedacht, dass ich so etwas mal in Anspruch nehmen müsste, aber heute bin ich glücklich, dass es diese Hilfe gibt. Es kostet mich viel Geld, denn ich muss eine große Summe zuzahlen, aber das ist egal. Das Pflegegeld reicht nicht vorne und nicht hinten.

Morgens um 8 Uhr wird er abgeholt. In der Tagesstätte frühstücken die Demenzerkrankten erst einmal, anschließend machen sie entweder Gymnastik oder singen miteinander. Das macht mein Mann sehr gerne und von den bekannten Liedern kennt er meist noch die erste Strophe. Da kommen Erinnerungen hoch. Später gibt es Mittag. Mein Mann schläft danach ein wenig in einem Sessel. Nach dem Kaffee wird noch einmal gesungen, sie spielen Spiele oder lesen aus der Zeitung vor. Gegen 17 Uhr kommt er nach Hause. Er legt sich aufs Sofa, später mache ich Abendbrot. Wir gucken ein wenig Fernsehen und dabei schläft er meistens ein. Ich frage ihn manchmal, was er sehen will, aber das ist ihm egal. Sobald der Film zu Ende ist, steht er auf und zieht sich aus. Ich gebe ihm seine Spritzen wegen seines Diabetes und er geht ins Bett und schläft weiter.

Am Wochenende versuche ich mit ihm rauszugehen. Wir gehen nach vorn bis zur Hauptstraße. Dort gibt es einen Imbiss, in dem man Fisch bekommt. Den isst er so gern. Ich helfe ihm dabei, füttere ihn mit dem Löffel. Wenn die Leute gucken, ist mir das egal. So lange er noch gehen will, so lange werde ich das mit ihm machen. Manchmal gehen wir auch noch Kaffee trinken. Weit kommen wir nicht mehr, denn er kann nicht mehr gut laufen. Mir wird es auch schnell zu anstrengend. Ich hatte vor ein paar Monaten eine Hüftoperation und brauche selbst einen Stock. Und dann muss ich ihn immer noch festhalten, damit er nicht stürzt. Er hat nur selten Lust sich zu bewegen, meist ist er froh, wenn er liegen kann und seine Ruhe hat. Vielleicht besorge ich ihm einen Rollstuhl, denn für mich wäre es einfacher, wenn ich ihn schieben könnte.

Manchmal läuft er leider weg. Voriges Jahr ist er eines Nachts verschwunden, im Winter, bei 20 Grad minus, im Schlafanzug und barfuß. Ich bin wach geworden und habe gemerkt, dass er weg ist. Sonst bekomme ich es immer mit, wenn er sich bewegt, aber da hatte ich wohl gerade mal fest geschlafen. Ich sah, dass das Licht in der Diele brannte. Ich bin aufgestanden, habe die Wohnungstür aufgemacht und seinen Namen gerufen. Da war das ganze Haus wach. Es kam dann der junge Mann, der in der Wohnung unter mir wohnt, und hat angeboten, dass er meinen Mann suchen geht. An der nächsten Ecke hat er ihn gefunden und ihn zurückgebracht. Mein Mann hatte feuerrote Füße, aber er hatte die Kälte gar nicht bemerkt. Jetzt haben wir ein großes Schloss an der Tür, das ich jeden Abend absperre. Aber er steht oft davor und versucht es mit irgendwelchen Schlüsseln aufzubekommen. Er will unbedingt raus und weg – und ich muss wie ein kleines Engelchen auf ihn einreden, damit er wieder ins Bett kommt. Ich schlafe jede Nacht unruhig.

Manchmal frage ich mich: Wofür das alles? Wenn ich so am Boden bin, werde ich schnell ungeduldig und werde auch mal laut ihm gegenüber. Wenn es nicht so geht, wie ich will, verliere ich die Nerven. Manchmal könnte ich ihn schütteln, auch wenn ich weiß, dass er nichts dafür kann. Hinterher tut es mir leid. Und die Stimmung geht auch wieder bergauf und ich sage mir: Das schaffen wir. Die Jahre vor der Krankheit waren wunderbar. Wir hatten eine bombastische Ehe. Sonst wären wir nicht seit 57 Jahren zusammen. Mein Mann war der erste Mann in meinem Leben. Es hat alles wunderbar geklappt. Klar gab es auch mal Streit, das gehört dazu. Aber dass wir gesagt haben, so, wir mögen nicht mehr und rennen auseinander – das gab es nie. Und die Liebe ist noch da. Er gibt mir einen Kuss, wenn er nach Hause kommt, und er würde nie ohne Küsschen schlafen gehen.

Ich denke oft an früher. Doch wenn ich ihm davon erzählen will, weiß er gar nichts mehr. Auch wenn ich ihm Bilder von Reisen zeige, die wir gemacht haben, erinnert er sich an nichts. Er erkennt die Menschen auf den Fotos nicht mehr. Manchmal überlegt er jetzt sogar schon bei den Kindern, wie sie heißen. Unseren Sohn und den Enkel bringt er durcheinander. Wer ich bin, weiß er Gott sei Dank immer noch. Ich rede sehr viel mit ihm. Wenn er nach Haue kommt, frage ich ihn, was er gemacht hat in der Tagesstätte. Seine Antwort lautet immer: Weiß ich nicht. Dann fange ich an zu erzählen, was ich erlebt habe. Zum Beispiel hat mich neulich sehr beschäftigt, dass der Sohn einer ehemaligen Kollegin gestorben ist. Bei ihm kommt natürlich nichts an. Wenn er dann so durch mich hindurch guckt, macht das Erzählen auch keinen Spaß. Manchmal rede ich auch mit mir selbst und denke, nun wirst du schon ein bisschen bekloppt. Er nimmt nichts mehr wahr. Jetzt sieht er nur noch sich. Früher hatte ich das Gefühl, dass mein Mann zu mir hält. Ich war früher oft krank und im Krankenhaus, da war er immer für mich da. Wenn ich ihm jetzt sage, dass es mir aus irgendeinem Grund nicht gut geht, kommt von ihm nichts.

Ohne meine Familie würde ich manchmal verzweifeln. Wir haben immer zusammengehalten. Ich kann mich auf meinen Sohn, die Schwiegertochter und den Enkel verlassen. Sogar nachts kommen sie, wenn etwas ist. Mein Enkel hängt sehr an seinem Opa. Er kommt dreimal in der Woche vorbei, badet ihn und geht für mich einkaufen. Das ist eine große Hilfe für mich. Mein Sohn und mein Enkel sind bei der Feuerwehr, das ist ein aufreibender Beruf. Mein Sohn hatte kürzlich mit dreiundfünfzig Jahren einen Herzinfarkt, meine Schwiegertochter hat auch gesundheitliche Probleme. Ich will sie auch nicht immer mit meinen Problemen belasten.

Es gibt Tage und Nächte, da heule ich. Da denke ich, es kommt ständig etwas hinzu und ich schaffe es nicht mehr. Aber den anderen zeige ich es nicht. Die Menschen, die mich auf der Straße treffen, sagen, ich sei immer so fröhlich. Aber was soll ich allen von meinen Sorgen erzählen. Ich mache das mit mir selbst aus.

Die Ärzte raten mir, zu überlegen, ob ich meinen Mann nicht in ein Heim gebe. Aber das mache ich nicht. Ich könnte es auch gar nicht bezahlen. Ein Heimplatz kostet so um die 4 000 Euro im Monat. Die Kasse zahlt knapp die Hälfte, den Rest muss man zuzahlen. Dann würde mir gerade genug bleiben, um nicht am Hungertuch zu nagen. Und ich will ihn auch nicht weggeben. Da würde mir mein Mann viel zu leid tun. Anfang vergangenen Jahres war ich wegen einer Hüftoperation im Krankenhaus. Da war mein Mann für sechs Wochen in eine Kurzzeitpflege. Er hat nur dagesessen und geweint.

Wenn die Kinder gekommen sind, hat er sich umgedreht und ist weggegangen. Er fühlte sich abgeschoben und war unglücklich. Zu Hause findet er sich zurecht, hier fühlt er sich wohl. Wenn er zur Tür rein kommt, weiß er, wo er hin muss. Im Heim hat er nachts sein Zimmer nicht mehr gefunden. Ich möchte ihn bei mir haben. So lange ich es noch schaffe, mache ich weiter. Zur Not stelle ich ein Krankenbett ins Zimmer und hole mir noch eine Hilfe, die ihn waschen kommt.

Es tröstet mich, dass wir so schöne gemeinsame Jahre hatten. Wenn mein Mann zu Hause ist, liegt er auf dem Sofa und schläft. Manchmal habe ich Angst, dass er gar nicht mehr aufwacht. Mein Mann ist sechsundsiebzig, ich werde dreiundsiebzig. Natürlich denke ich über das Sterben nach. Wir sind als Nächste dran. Ich habe keine Angst davor. Ich will nicht, dass es heute oder morgen geschieht, aber es ist an der Zeit. Es darf nur nicht so sein, dass ich zuerst sterbe. Das wäre bitter für meinen Mann. Aber dann kriege ich es ja nicht mehr mit, das ist das Gute daran.

Wir haben uns das Leben im Alter ein bisschen schöner vorgestellt. Wenn ich von anderen höre, dass die Liebe auch im Alter schön sein kann, dann wünsche ich mir das für mich selber auch. Warum können wir nicht auch jetzt noch eine gute Zeit haben? Wir hatten so viel vor, wenn wir in Rente sind. Richtig loslegen wollten wir. Er hat alles für uns getan, war nur für seine Familie da. Und dann muss ein Mensch so enden. Das ist schlimm. Ich vermisse meinen Mann, wie er früher war. Doch wenn ich ihn auf dem Sofa sitzen sehe, denke ich, Gott sei Dank, dass er noch da ist.

Sexualität gehört dazu

Von Herbert Mück

Das Thema Sexualität und Demenz ist noch immer stark mit Tabus belegt. Mindestens fünf weitere noch immer vorhandene Tabus sind damit eng verknüpft. Es handelt sich um die Themenfelder Sexualität und sexuelle Bedürfnisse im Alter, Sexualität mit Behinderten beziehungsweise Abhängigen, Sexualität in Heimen und beschützenden Einrichtungen, Sexualität von Pflegenden und Betreuern sowie sexuelles Verhalten in der Öffentlichkeit. Die weiteren Überlegungen stützen sich vor allem auf Veröffentlichungen in wissenschaftlichen Zeitschriften, Büchern oder Internet. Die Datenlage und fundierte Empfehlungen sind allerdings nach wie vor eher spärlich. Das braucht nicht zu überraschen, da auch über das noch umfassendere Thema „Sexualität im Alter" relativ wenig bekannt ist.

Im Jahr 2009 schafften es allerdings gleich zwei Filme in die Kinosäle, die sich mit den Tabuthemen befassten: Der in Deutschland gedrehte Film „Wolke 9" und der in den USA entstandene Film „An ihrer Seite". In der letztlich tragisch endenden Geschichte von „Wolke 9" kommt es zu einer außerehelichen Beziehung einer Seniorin mit einem allein stehenden älteren Mann, in der gelebte

Sexualität eine wichtige Rolle spielt. Der Film „An ihrer Seite" beschreibt, wie in einer Ehe die Partnerin zunehmend an Demenz erkrankt, auf eigenen Wunsch in ein Heim wechselt und dort eine Beziehung zu einem anderen Heimbewohner aufnimmt. Gleichzeitig kann sie sich nicht mehr an die eheliche Beziehung erinnern und behandelt den Ehemann wie einen fremden, ihr zugewandten Besucher. Später kommt es zu einer intimen Beziehung zwischen dem gesunden Ehemann und der Ehefrau des erwähnten Heimbewohners. Einige der im Weiteren noch zu besprechenden Problemkonstellationen werden in „An ihrer Seite" angenehm vorurteilsfrei dargestellt.

Eine Tendenz zu einem offeneren und intensiveren Umgang zeichnet sich möglicherweise auch im Internet ab. Zumindest eröffnen die Ergebnisse einer Google-Recherche Raum für Spekulationen in diese Richtung. Die Zahl der dort zu bestimmten Suchkriterien gefundenen Seiten spiegelt ungefähr, welchen Stellenwert das betreffende Thema derzeit (Januar 2011) im öffentlichen (Internet-)Bewusstsein einnehmen dürfte. Wenn man bei dieser Suchmaschine die Begriffe „Sexualität" mit „Demenz" oder mit anderen Krankheiten kombiniert, werden im deutschsprachigen Raum folgende Zahlen an Dokumenten angezeigt: Zu den Suchbegriffen Sexualität und Asthma 4 940 000, Sexualität und Parkinson 2 350 000, Sexualität und Krebs 589 000, Sexualität und Diabetes 707 000 Diabetes, Sexualität und Demenz 220 000, Sexualität und Schlaganfall 167 000 sowie bei Sexualität und Alter 1 350 000.

Orientiert man sich an den Ergebnissen wissenschaftlicher Befragungen zum Thema „Sexualität im Alter" fällt auf, dass dort in aller Regel der geschlechtliche Verkehr zwischen zwei Personen unterschiedlichen Geschlechts gemeint ist. Andere Formen der Sexualität wie etwa Selbstbefriedigung oder sexueller Kontakt mit Gleichgeschlechtlichen werden nicht erfragt. Denn – wie einige Untersucher einräumen – bei einer erweiterten Fragestellung ist zu befürchten, dass viele Befragte aus Scham nicht antworten. Derartige „Schmalspurbefragungen" können dann nur ein sehr einseitiges Bild von „Sexualität im Alter" wiedergeben.

Im Folgenden soll unter Sexualität bei Demenz ausdrücklich ein möglichst weiter Sexualitätsbegriff zugrunde gelegt werden. „Sexualität von Demenzkranken" umfasst demnach geschlechtliche Beziehungen zwischen Personen unterschiedlichen Geschlechts, geschlechtliche Beziehungen zwischen Personen gleichen Geschlechts, Selbstbefriedigung, Handlungen, denen von der Gesellschaft sexueller Charakter zugeschrieben wird (wie sich in der Öffentlichkeit entkleiden, „Begrabschen" anderer, Versuch zu küssen, verbale Anmache, „Obszönitäten") und gedankliche Beschäftigung mit sexuellen Inhalten (Fantasien) sowie Betrachten von Pornofilmen und Pornografie.

Sexualität im Alter wird für immer mehr „nachwachsende" Senioren zu einer wichtigen Form praktizierten Lebens. So zeigt eine im Jahr 2008 veröffentlichte Befragung (Beckmann et al. 2008), dass in Schweden die Gruppe der Siebzigjährigen von Jahrzehnt zu Jahrzehnt Sexualität als immer zufriedenstellender und bedeutsamer beschreibt. Auch die Häufigkeit von Geschlechtsverkehr nahm deutlich zu, sowohl in festen Beziehungen als auch bei Alleinlebenden. Krankheiten wie eine Demenz können die Verwirklichung von Sexualität zwar erschweren, sie stellen ihren Stellenwert als Dimension des Menschseins aber nicht grundsätzlich in Frage. Wenn es bislang in Publikationen vor allem um die „schwierigen“ Aspekte der Sexualität Demenzkranker ging, so heißt das nicht, dass die Sexualität von und mit Demenzkranken immer problematisch sein muss. Da angesichts des Tabus und der damit verbundenen Scham kaum positive Erfahrungen berichtet werden, entsteht vermutlich eine verzerrte Sicht auf das Thema.

Sexualität trägt zum Identitätsgefühl eines Menschen bei, was für Demenzkranke besonders wichtig ist. Sie endet nicht mit Beginn der Krankheit, im Gegenteil: Sie kann den Verlust kognitiver Fähigkeiten deutlich überdauern. Sexualität kann also eine wichtige Insel von Gesundheit in einem Meer von zunehmend kranken Anteilen sein. Ob sexuelles Verhalten von Demenzkranken als „störend“ oder gar „krankhaft“ oder als mehr oder weniger „passend“ erlebt wird, hängt immer auch davon ab, unter welchen äußeren Umständen es auftritt. So macht es sicher einen Unterschied, ob Herr X. im Flur eines Seniorenheimes unbekleidet umherläuft oder aber im Flur seiner Wohnung, was er auch schon vor seiner Demenzerkrankung als FKK-Anhänger gerne tat. Die möglichen „Problemkonstellationen“ werden also grob danach getrennt, ob sie im privat-häuslichen Bereich, im Umfeld einer Institution oder in der Öffentlichkeit auftreten. Die im Folgenden beschriebenen Problemsituationen werden immer auch vom jeweiligen Schweregrad der Demenz beeinflusst:

Frau und Herr X haben seit mehreren Jahren ihr Sexualleben weitgehend auf Null reduziert. Mit zunehmender Demenz wird Herr X körperlich wieder „zudringlicher“, wobei Frau X als Pflegende durch dieses Verhalten noch weniger Lust empfindet. Manchmal kommt er ihr fast schon wie ein Kind vor und mit Kindern kann man doch erst recht keinen Sex machen. Sie weiß nicht, wie sie sich verhalten soll, zumal Herr X auf ihre Ab- und Zurechtweisungen immer häufiger „aggressiv“ reagiert.

Frau und Herr Y haben sich ihr Sexualleben bis ins hohe Alter erhalten und auch meistens sehr genossen. Alles funktionierte noch relativ gut. Je stärker die Demenz bei Frau Y wird, umso mehr lässt jedoch ihre Hygiene zu wünschen übrig. Auch wird sie in ihrem Verhalten während des körperlichen Kontakts unberechenbar, da ihr Einfühlungsvermögen nachlässt. Dadurch fühlt sich Herr Y etwas angewidert und erheblich irritiert, was seine Potenz verschlechtert. Sexueller Verkehr ist dadurch nicht mehr möglich, was sich auf die Stimmung beider Partner belastend auswirkt. Herr Y ist ratlos.

Herr und Frau Z blicken auf eine fünfzigjährige Ehe zurück. Obwohl sich die Ehe immer sehr an klassischen Rollenverteilungen orientierte, war das Sexualleben für beide erfreulich befriedigend. Allerdings ging die Initiative immer von Herrn Z aus, der auch in anderen Dingen gerne das Sagen hatte. Seitdem Herr Z jedoch unter Demenz und gleichzeitiger Arthrose leidet, scheint sein Interesse an Sexualität zu schwinden. Er unternimmt jedenfalls keinerlei Initiativen mehr in diese Richtung. Frau Z liebt ihren Mann immer noch und erlebt ihn auch körperlich weiterhin als attraktiv. Zwischendurch verspürt sie immer mal wieder Lust auf eine körperliche Begegnung. Da es für sie bislang unvorstellbar war, ihrerseits Interesse und Initiative zu zeigen, weiß sie gar nicht, wie sie ihr Bedürfnis verwirklichen könnte. Außerdem hat sie ein schlechtes Gewissen, da sie ja ihren Mann möglicherweise „missbrauchen“ würde.

Herr und Frau A leben in einer streng katholischen Ehe, in der Sexualität schon relativ früh nach der Geburt des letzten von sechs Kindern eingestellt wurde. Herr A leidet mittlerweile an einer mittelschweren bis schweren Demenz und hat begonnen zu masturbieren. Während er dies anfänglich noch zu verbergen versuchte, scheint es ihm immer weniger auszumachen, von seiner Frau entdeckt zu werden. Frau A weiß nicht mit der Situation umzugehen. Sie schämt sich für ihren Mann und traut sich deswegen auch nicht, über das Thema in der Selbsthilfegruppe für pflegende Angehörige zu sprechen. Sie besucht diese Gruppe schon seit einiger Zeit und weiß im Grunde, dass man auch solche Themen erörtern könnte. Sie ist froh, dass die sechs Kinder bislang noch nichts von der Neigung ihres Vaters wissen.

Auch Herr E ist bereits mittelschwer bis schwer an Demenz erkrankt, kann aber noch mit Hilfe eines ambulanten Pflegedienstes und der fünfundsiebzigjährigen relativ mobilen Ehefrau zu Hause versorgt werden. Jeden Abend, wenn Herr A von Frau P vom Pflegedienst aus dem Rollstuhl in das Pflegebett transportiert wird, berührt er deren Busen mit dem Satz: „Nur mal anfassen.“ Frau P haut ihm jedes Mal auf die Finger und droht, nicht mehr wiederzukommen, falls er sie weiter begrabschen sollte. Frau E hat riesige Angst, dass die Damen vom Pflegedienst ihre Drohung umsetzen, so dass sie demnächst hilflos und allein mit ihrem Ehemann wäre. Sie fragt sich, ob es nicht ein Medikament gibt, welches das Verhalten ihres Mannes verändern würde. Die letzten Male hat sie die Hände ihres Mannes festgehalten, was gar nicht so leicht war, da er noch über erhebliche Kräfte verfügt.

Herr D und Frau E bewohnen unterschiedliche Räume einer Spezialeinrichtung für Demenzkranke. Nach einem Jahr betritt die Altenpflegeschülerin J das Zimmer von Frau E und schreckt auf, als sie dort Herrn D antrifft, der seine Hände unter die Bluse von Frau E geschoben hat und deren Brüste streichelt. Die Schülerin J ist völlig überfordert mit der Situation, auf die sie in ihrer Ausbildung nicht vorbereitet wurde. Kommentarlos verlässt sie das Zimmer, um den Vorfall bei der Pflegeleitung zu melden. Die Situation wird dadurch kompliziert, dass Frau E noch immer verheiratet ist und mindestens dreimal pro Woche von ihrem Ehemann Besuch erhält. Herr E ist selbst durch einen Parkinson-Erkrankung beeinträchtigt und die Besuche strengen ihn an. Wie sich bei einer Stationsbesprechung herausstellt, war die Pflegeschülerin J keineswegs die erste Mitarbeiterin, die sexuelle Annäherungen von Herrn D an Frau E beobachtet hatte. Die anderen Kolleginnen und Kollegen hatten dies bislang nicht als „schlimm" betrachtet und daher keine Notwendigkeit gesehen, den Vorgang zu thematisieren. Außerdem gibt es in der Einrichtung keinerlei offizielle Regeln für den Umgang mit solchen Vorkommnissen. Die Mitglieder des Teams fragen sich, ob sie nicht doch eine Verantwortung gegenüber dem an Parkinson erkrankten Ehemann von Frau E haben und daher die Beziehung zwischen Frau E und Herrn D unterbinden sollten. Andererseits scheint Frau E die Berührungen von Herrn D zu genießen.

Die bereits erwähnte Altenpflegeschülerin J betreut auch den unterschenkelamputierten Herrn U. Herr U leidet unter leichter Demenz und braucht Hilfe bei der Körperpflege. Jedes Mal wenn Schülerin J ihrem Kollegen K bei der Pflege von Herrn U unterstützt, versteift sich der Penis von Herrn U. Im Pflegeteam herrscht Unklarheit darüber, wie man mit solchen Situationen am besten umgehen sollte. Sollte man Herrn U möglichst den Anblick von Frauen ersparen oder ist es zu begrüßen, dass er noch Lust empfinden kann? Sollte man ihm vielleicht sogar Wege ermöglichen, seine Lust auch auszuleben, beispielsweise durch eine von außen ungestörte Selbstbefriedigung? Wie ist mit Herrn Us Wunsch umzugehen, wenn er zu Schülerin J sagt: „Du hast so schöne Haut, darf ich dich anfassen?“

Die beiden demenzkranken Herren A und B teilen ein Zimmer. Durch Zufall bemerkt Pfleger N während seines Nachtdienstes, dass Herr A im Beisein von B in seinem Bett masturbiert. Möglicherweise befriedigt sich Herr A jede Nacht auf diese Weise. Wie soll Pfleger N mit seiner Beobachtung umgehen? Bettnachbar B schien diesem Vorgang nicht allzu viel Bedeutung zuzuschreiben.

Herr P leidet an einer leichten Demenz und ist nach einem Schlaganfall rechtsseitig leicht gelähmt. Er war während seines Lebens immer sexuell aktiv gewesen und hatte dies genossen. Nach dem Tod seiner Frau entschied er sich, in ein Altenheim zu ziehen. Dort fasst er nach einigen Tagen Mut und fragt Pfleger H, zu dem er Vertrauen gefasst hat, ob dieser es ermöglichen könne, dass Herr P von einer Prostituierten regelmäßig Besuch im Altenheim erhält. Pfleger H sieht sich zum ersten Mal mit einer solchen Frage konfrontiert und weiß nicht, wie er am hilfreichsten antwortet.

Der schwer demenzkranke Herr O fällt im Zusammensein mit anderen Menschen regelmäßig dadurch auf, dass er laut Obszönitäten von sich gibt wie „Du alte Fotze“ „Schwanzlutscher“. Es ist nicht klar, ob er sich damit an einzelne Personen oder die Gruppe wendet. In der Regel wird Herr O dann mehr oder weniger rasch und teilweise gegen sein Aufbegehren in sein Zimmer zurückbegleitet. Das Pflegeteam fragt sich, ob man Herrn O mit Medikamenten „ruhig stellen“ sollte, damit er wieder an sozialen Ereignissen teilnehmen kann. Andererseits zweifeln einige im Team daran, dass Herr O in ruhig gestelltem Zustand von einer Teilnahme an Veranstaltungen und Ausflügen überhaupt noch profitieren würde.

Der trotz seiner Demenz sehr korrekt wirkende Herr S wird zur Überraschung des gesamten Pflegeteams eines Abends im Zimmer des ebenfalls demenzkranken Herrn P angetroffen, wo beide Herren im Bett liegen. Wie soll das Team mit den offensichtlichen sexuellen Bedürfnissen von Herrn S umgehen, zumal es bei dem verwitweten Herrn P nicht bekannt war, dass dieser auch homosexuelle Neigungen haben könnte? Von Herrn S sind keine Ergebnisse eines Aids-Tests bekannt. Welche Verantwortung hat das Team jetzt zu tragen?

Die schwer demenzkranke Frau M stammelt immer wieder: „Will kein Sex mit Pfleger U.“ Dies ruft bei einigen Mitarbeitern der Einrichtung die Sorge hervor, der schon etwas seltsam wirkende Pfleger U, der überwiegend Nachtdienst macht, könnte die alte Dame tatsächlich wiederholt unsittlich berührt haben. Andererseits ist hinreichend bekannt, wie verwirrt die alte Dame ist. Vielleicht wünscht sich Frau M sogar sexuelle Berührungen und kann dies nur so zum Ausdruck bringen. Vielleicht gibt es in ihrer Lebensgeschichte auch einen Missbrauch, der in ihrer immer wieder gestammelten Formulierung anklingt. Um keine unnötige Unruhe zu erzeugen, meiden alle Mitarbeiter das Thema und jeder macht sich seine eigenen Gedanken. Wie könnte man noch mit solchen Vorfällen umgehen?

Frau F besucht seit zwei Jahren fast täglich ihren an Demenz erkrankten Mann, dessen Demenz schon fortgeschritten ist. Eines Tages vertraut sie sich einer Altenpflegerin des Heims an und bittet diese um Rat: Sie habe sich erst dagegen zu wehren versucht, berichtet sie, aber sie spüre immer stärker das Verlangen, den Kontakt zu einem sehr freundlichen und hilfsbereiten Witwer in der Nachbarschaft zu intensivieren. Sie könnte sich vorstellen und würde es sich fast wünschen, zu diesem Mann auch eine körperliche Beziehung aufzunehmen. Gleichzeitig käme sie sich aber wie eine Verräterin an ihrem Mann vor. Sie möchte wissen, wie sie mit diesem Konflikt umgehen kann.

Damit dürfte die Fülle an möglichen Fragestellungen hinreichend deutlich geworden sein. Problemlos ließen sich weitere Varianten konstruieren. Auch wenn viele der „Fallgeschichten" erfunden sind, sind die darin enthaltenen Möglichkeiten keineswegs an den Haaren herbeigezogen. Auf diese Probleme kann es meist keine einfachen und allgemein geltenden Lösungen geben. Vielmehr gilt es in jedem Einzelfall, eine für alle Beteiligten möglichst hilfreiche Lösung zu entwickeln. Allzu leicht ist jeder von uns verleitet zu übersehen, dass wir in vielen als „problematisch" erlebten Situationen immer auch Beteiligte sind. Als solche tragen unsere Einstellungen, Gedanken, Gefühle und Verhaltensweisen mehr oder weniger zur Entstehung oder Aufrechterhaltung eines „Problems“ bei. Diese „Verstricktheit“ spiegelt sich auch in dem Begriff „Verhaltensstörungen“ sehr deutlich: Durch ein als „Verhaltensstörung“ beschriebenes Verhalten ist nämlich nicht der vordergründig Handelnde, sondern vor allem seine Umwelt „gestört“. Dennoch wird schnell so getan, als läge die Störung ausschließlich im Lebensbereich desjenigen, der sich so „störend“ verhält. Schon eines der genannten Beispiele verdeutlicht, dass das gleiche Verhalten (nackt auf dem Flur herumlaufen) je nach äußeren Umständen (Flur der Privatwohnung oder Flur eines Altenwohnheims) als „störend“ oder eben als „normal“ erscheint.

Wer sich mit dem Thema „Sexualität von und mit Demenzkranken“ befasst, muss daher immer auch die entsprechende eigene Einstellung und das damit verbundene eigene Verhalten mit bedenken. Es macht einen Unterschied, ob ich selbst entsetzt reagiere, wenn ich erstmalig zwei ältere demenzkranke Herren gemeinsam im Bett sehe, oder ob ich mich mit diesen darüber freue, wie genuss- und begegnungsfähig beide trotz ihrer Krankheit noch sind.

Allerdings muss sexuell störendes Verhalten eines Demenzkranken keineswegs immer etwas mit Sexualität zu tun haben. Wenn ein demenzkranker Mann immer wieder am Reißverschluss seiner Hose herumspielt, kann es darum gehen, dass der Betreffende Harndrang verspürt und sich erleichtern möchte. Auch Entzündungen der Harnröhre oder im Bereich des äußeren Genitales können demenzkranke Männer dazu veranlassen, ständig an ihrem Glied zu reiben. Und noch ein weiteres Beispiel: Wenn eine demenzkranke Frau ihr Kleid bis zu den

Schultern hochzieht, kann es sein, dass sie am Hals oder Rücken friert. Es ergibt somit Sinn, bei jedem sexuell gedeuteten Verhalten eines Demenzkranken völlig andere, also nichtsexuelle Ursachen des Verhaltens auszuschließen.

Ethische und rechtliche Probleme stellen sich am ehesten in mittelschweren und schweren Stadien der Demenz. Bei beginnender Demenz ist der Betroffene oft noch in der Lage, seine Bedürfnisse und Wünsche ausreichend klar zu kommunizieren. Hier dürfte sich vor allem die Schwierigkeit ergeben, dass Paare bereits in gesunden Zeiten zu wenig über die Bedeutung und über mögliche Praktiken von Sexualität gesprochen haben. Wer dies nicht geübt hat, dem wird es bei beginnender Demenz erst recht nicht leicht fallen. In Paarbeziehungen, in denen offen über Sexualität geredet wurde, könnte mit dem erkrankenden Partner geklärt werden, wie er sich den Umgang mit Sexualität in fortgeschrittenen Stadien einer Demenz aus jetziger Sicht wünscht.

Wenn Demenzkranke in ein Heim kommen, sollten Wege gefunden werden, sich diskret auch nach möglichen (früheren) Vorstellungen des Betroffenen zu einem angemessenen Umgang mit seinen sexuellen Bedürfnissen zu erkundigen. Damit würde die betreffende Einrichtung frühzeitig zu verstehen geben, dass über Aspekte der Sexualität gesprochen werden kann und dass sich die Einrichtung bemüht, auch diesbezüglichen Fragen gerecht zu werden. Selbstverständlich wird man mit einem so intimen biografischen Hintergrundwissen immer anders umgehen müssen als beispielsweise mit Daten zum Beruf oder zu möglichen Hobbys. Die meisten gesunden Ehepartner von Demenzkranken werden sich vermutlich irgendwann fragen, ob es denn noch „in Ordnung ist“, mit einer Person sexuelle Handlungen vorzunehmen, die zunehmend verwirrter wird und ihren Partner immer seltener erkennt. Ist das nicht Missbrauch von Abhängigen? Die Frage stellt sich vermutlich besonders dann, wenn vor allem der Pflegende selbst das Bedürfnis hat, mit seiner kranken Partnerin oder seinem kranken Partner Sexualität zu leben. Wenn der Kranke selbst noch deutliches Interesse und Freude an Sexualität zeigt, also beide „wollen“ und auch beide auf ein aktives gemeinsames Sexualleben zurückblicken, dürfte der Gedanke an „Missbrauch“ kaum eine Rolle spielen.

In einem solchen Fall könnte man sagen, dass ein weiterhin vorhandenes Stück Gesundheit und Normalität gemeinsam genossen wird. Ethische Probleme dürften vor allem auftreten, wenn sich die jeweiligen Bedürfnisse eher zu widersprechen scheinen. Für solche Situationen lässt sich die Empfehlung aussprechen, dass man genau wie in einer Beziehung unter Gesunden die Bedürfnisse, Wünsche und Grenzen des anderen respektieren muss. Das würde bedeuten, dass ablehnende Signale des Kranken absolut zu achten sind. Umgekehrt hat auch der gesunde Ehepartner das Recht, sexuelle Wünsche des Kranken abzulehnen.

Wenn ein Partner an Demenz erkrankt, erlangt er dadurch nicht mehr „sexuelle Rechte“. Sollte allerdings ein demenzkranker Partner schon früher nur „um des lieben Friedens willen“ sexuellen Handlungen zugestimmt haben, heißt dies für den gesunden Partner nicht, dass er auf ein „Gewohnheitsrecht“ pochen kann. Hilfreich wäre es sicher, wenn es üblich würde, frühzeitig genug im Leben auch eine „Sexualitätsvorsorge-Verfügung“ zu verfassen, aus der die Umwelt später die passende Anleitung entnehmen kann.

Sexualität bleibt auch im Alter eine wichtige Form der Selbstverwirklichung, des körperlichen Genusses und der zwischenmenschlichen Begegnung. Unter Gesunden wächst der prozentuale Anteil derjenigen, für die das gilt. Krankheit beeinträchtigt die genannten Möglichkeiten oft massiv, muss sie aber nicht ausschließen. Auch Demenz ist nicht zwangsläufig mit „guter" Sexualität inkompatibel. Selbst bei schwersten Erkrankungen verbleiben immer noch gesunde Anteile. In Anbetracht von schätzungsweise einer Million Demenzkranken in Deutschland ist davon auszugehen, dass in einer so großen Bevölkerungsgruppe Probleme im Umgang mit Sexualität keine Einzelfälle sind. Betroffene Paare sind nicht alleine. Schon dieses Wissen kann etwas entlasten. Sofern die Scheu nicht zu groß ist, dürfte der diskrete Austausch mit ähnlich Betroffenen hilfreich sein. Fast immer ist es sinnvoll, auch im Hinblick auf das Liebesleben langjährig eingespielte Verhaltensmuster zu ändern. So kann ein Rollentausch erforderlich werden, wenn die sexuelle Aktivität ursprünglich vom Demenz-Kranken ausging und dieser jetzt immer seltener die Initiative ergreifen kann. Bislang gibt es keine Hinweise darauf, dass sexuelle Aktivität ein Demenzleiden verschlimmern könnte. Vermutlich dürfte eher das Gegenteil der Fall sein. Denn ein ausreichend befriedigendes Liebesleben kann Lebensgenuss ermöglichen, das Identitätsgefühl erhalten und so die seelische Verfassung eher stabilisieren als gefährden.

Diagnose Demenz – was nun?

Von Stefan Arend

Ehefrau und Sohn wollten es lange nicht fassen und kämpften gegen die Einsicht an, die sich langsam, aber stetig seit den ersten spürbaren Krankheitssymptomen festigte. Es konnte und durfte doch nicht sein, dass ausgerechnet er den Verstand verliert. Das Denken war stets seine beste und schärfste Waffe im Leben gewesen, hatte körperliche Schwächen und Gebrechen wettgemacht. Ausgerechnet er sollte nun auf das Denken und Handeln anderer angewiesen sein?

Selten sind Krankheitsverlauf und Symptome von Demenz eindringlicher beschrieben worden als beim „Patienten Walter Jens“, des Tübinger Rhetorik-Professors, der wie kaum ein anderer das (bundes)deutsche Geistesleben seit den 1950er Jahren anregte und beeinflusste. Ehefrau Inge Jens und Sohn Tilman Jens schildern in kurz nacheinander erschienenen Büchern die persönliche, familiäre und öffentliche Auseinandersetzung mit der Erkrankung des Ehemanns und Vaters – aus verständlicherweise sehr unterschiedlichen Perspektiven. Doch beide Darstellungen bewegen, wenn sie schildern, wie der geliebte Mensch nicht mehr erreicht werden kann. Und wie so mancher zuvor gefasster Entschluss, was im Falle einer solchen Krankheit geschehen soll, dann plötzlich neu überdacht wird.

Auch wenn Walter Jens in aller ihm so eigenen Deutlichkeit in seiner Patienten- und Vorsorgevollmacht angeordnet hat, ihm keine lebensverlängernde Maßnahmen zu gewähren, und es veröffentlichte Äußerungen gibt, die darauf hindeuten, dass er sich ein Leben ohne wachen Geist als wenig lebenswert vorstellte, so sieht die Ehefrau sich nicht in der Lage, seinen Wunsch zu erfüllen. Sie ringt – wie könnte es anders sein – mit der Entscheidung, die ihr da aufgebürdet wurde. Und der Sohn beschreibt, fast mit freudiger Überraschung und auch mit Erleichterung, wie glücklich der Vater in seiner neuen, der entrückten Welt der Demenz sein kann, auch wenn er dabei nicht mehr dem Bild des Vaters aus alten Zeiten entspricht.

Es ist zum Teil heftig darüber diskutiert und gestritten worden, ob es richtig war und welchen Zweck es verfolgte, dass Ehefrau und Sohn die Erkrankung des Walter Jens' einem Massenpublikum preisgaben. Diese Kritik müssen die Autoren aushalten. Was bleibt, sind aber unzweifelhaft sehr persönliche Darstellungen der Auswirkung von Demenz auf das Individuum und sein soziales Umfeld. Dies macht die Bücher von Inge und Tilman Jens so wertvoll. Wertvoll für Menschen, die selbst betroffen sind oder im nahen Umfeld mit Demenz konfrontiert werden. Demenz ist schon lange kein exotisches Orchideenthema mehr, sondern wurde fast zu einem Massenphänomen. Und so wundert es nicht, dass sich mittlerweile die literarischen Reflexe in Sachen Demenz häufen. Selbst Henning Mankells berühmter Kommissar Kurt Wallander muss sich angesichts seiner voranschreitenden Erkrankung sputen, seinen letzten Fall („Der Feind im Schatten“) noch zu lösen.

Demenz ist unzweifelhaft eine der großen Herausforderungen unserer alternden Gesellschaft. In der Orientierungshilfe des Rates der Evangelischen Kirche in Deutschland „Im Alter neu werden können“ heißt es unmissverständlich: „An einer Demenz zu erkranken und in deren Folge unselbstständig und unzurechnungsfähig zu werden, ist das wahrscheinlich am meisten gefürchtete Risiko des Alters. Die bei fortgeschrittener Demenz auftretenden kognitiven Einbußen werden von den meisten Menschen als Bedrohung der Person in ihrer Ganzheit betrachtet.“

Inge Jens hat in ihrer Autobiografie den Krankheitsverlauf Demenz fast lehrbuchhaft beschrieben: Zunächst sind es kleine Dinge, die am Anfang nicht beunruhigend wirken, sondern auf das Alter im Allgemeinen, auf Erschöpfung, Müdigkeit oder eine völlig normale Vergesslichkeit geschoben werden. Erst als Aussetzer so auffällig werden, dass sie die Lebensqualität einschränken, beginnt die Auseinandersetzung damit, ob nicht eine seelische Erkrankung dahinter steckt. Man hofft, dass es die Diagnose „Depression“ sei, damit hat man bereits einige Jahre zuvor Erfahrung gesammelt. Das Wort Demenz fällt erst nach Jahren.

Der Sohn hält fest, dass er zwischen Aggression und Apathie schwankt, nicht mehr auf sein Äußeres achtet. Die Dhefrau muss sich – wie viele andere Betroffene – damit auseinandersetzen, dass ein friedvoller und friedfertiger Mensch nunmehr Gewalt benötigt, um sich mitzuteilen.

Inge und Tilman Jens beschreiben auch so manche Strategie, die Walter Jens entwickelte, um den bedauernswerten Zustand, dem er sich zu Beginn der Krankheit noch bewusst war, vor anderen zu vertuschen. Martin Suters bemerkenswerter Held Konrad Lang im (2010 verfilmten) Roman „Small World“ bringt es in dieser Disziplin zur Meisterschaft. Als er spürt, dass die geistigen Kräfte schwinden, dass er im Alltag Schwierigkeiten hat, zurecht zu kommen, entwickelt er ein ganzes Bündel an praktischen Hilfsmitteln: Skizzen der Läden, in denen er einkauft; Listen mit Begriffen, die er eigentlich kennen müsste; die eigene Adresse stets in der Brieftasche und ein Stadtplan, in den er seine Wohnung eingezeichnet hat, um sich in aller Not als verirrter Tourist ausgeben zu können. Doch schließlich vergisst er sogar den Namen der Frau, die er heiraten will. Martin Suter suggeriert dem Leser im Fortgang der Handlung, dass es bereits Medikamente gegen Demenz gibt. Im Buch heißt das Mittel kurz POM 55. Leider ist dies nur Fiktion. In einem kürzlich erschienenen Interview erklärte der Schweizer Autor, dass er angesichts seiner persönlichen Erfahrungen mit der Demenzerkrankung seines Vaters diesen, nennen wir es literarischen Notausgang, benötigt habe, um das Erlebte verarbeiten zu können.

Die Wirklichkeit sieht anders aus. Die Pille gegen Demenz gibt es nicht. Gegen den Abbau der Leistungsfähigkeit des Organs Gehirn ist (noch) kein Kraut gewachsen, auch wenn erste Meldungen kursieren, man sei in Sachen „Impfung gegen Demenz“ weitergekommen und dass Medikamente erprobt werden, die zumindest den Verlauf der Krankheit bremsen sollen.

Durch verschiedene Untersuchungen und Erhebungen als gestützt gilt, dass gegenwärtig rund 1,2 Millionen Menschen in Deutschland an einer Demenz leiden. Dies entspricht einem Bevölkerungsanteil von 1,5 Prozent. Jedes Jahr treten fast 200 000 Neuerkrankungsfälle auf.

Da der Anteil der Älteren unter der Bevölkerung weiter anwachsen wird, gehen aktuelle Untersuchungen wie der Barmer-GEK-Pflegereport vom November 2010 von einem weiteren, deutlichen Anstieg der Demenzerkrankungen aus. Bis zum Jahr 2060 ist – so der Pflegereport – mit 2,5 Millionen Demenzkranken in Deutschland zu rechnen. Das wären etwa 3,8 Prozent der dann lebenden Bevölkerung. Der Anteil der Demenzerkrankten an der Bevölkerung verzweieinhalbfacht sich somit.

Die Autoren des Pflegereports haben auch eine umfassende Datenanalyse der Krankenkassenversicherten durchgeführt. Dabei ergab sich, dass 29 Prozent der Männer und 47 Prozent der Frauen, die 2009 von der Barmer-GEK-Krankenkasse versichert waren und mit über sechzig Jahren verstarben, eine Demenzdiagnose hatten. Daraus schließen die Autoren: „Somit müssen etwa jeder dritte Mann und jede zweite Frau damit rechnen, in ihrem Leben dement zu werden."

Diese ernüchternd wirkende Feststellung korrespondiert in gewisser Weise mit den Ergebnissen des AOK-Trendberichts-Pflege aus dem Jahre 2009, in dem festgestellt wurde, dass rund 34 Prozent aller Pflegebedürftigen an einer Demenz leiden, bei hochaltrigen Pflegebedürftigen ab achtzig Jahren liegt die Zahl sogar bei 41 Prozent.

Was ist eigentlich Demenz? Nach der „International Classification of Diseases" (Internationale Definitionen der Krankheiten) der WHO ist Demenz „ein Krankheitssyndrom mit dauerhafter Störung von höheren Funktionen der Großhirnrinde. Insbesondere können Gedächtnis, Denken, Orientierung, Lernfähigkeit, Sprache und Urteilsvermögen beeinträchtigt" sein. Die kognitiven Einbußen werden meist von einem Verlust der emotionalen Kontrolle und der Motivation sowie von Veränderungen des Sozialverhaltens begleitet.

Unter dem Oberbegriff „Demenz" wird eine Reihe von Krankheitsbildern mit unterschiedlicher Ursache zusammengefasst:

- Degenerative Demenzen (z. B. Demenz bei Alzheimer-Krankheit)
- Vaskuläre Demenzen (z. B. Demenz nach multiplen Hirninfarkten)
- Nutritiv-toxisch oder metabolisch verursachte Demenzen (z. B. Alkohol-Demenz, Demenz durch Vitaminmangelstörungen)
- Entzündlich oder infektiös bedingte Demenzen (z. B. Demenz bei Creutzfeld-Jakob-Erkrankung, Aids, Neurosyphilis)
- Demenzen in der Folge von Schädel-Hirn-Verletzungen.

Die meisten Demenzerkrankungen beruhen auf der Alzheimer-Krankheit (rund 55 Prozent) oder sind vaskuläre Demenzen (15 Prozent) oder sogenannte Mischformen zwischen Alzheimer und vaskulärer Demenz (15 Prozent). Diese werden als primäre, irreversible Demenzformen bezeichnet. Ein Anteil von rund 15 Prozent an allen Demenzen wird als sekundäre Demenz mit der Chance auf Heilung oder Minderung der Symptome angesehen.

Demenz darf nicht mit einer Depression verwechselt werden – was allerdings auch heute noch immer wieder in der Diagnostik geschieht. Schwere Depressionen können durchaus demenzartige Symptome hervorrufen. Die Patienten leiden an Gedächtnis-, Konzentrations- oder Sprachstörungen oder Apathie. Mit Abklingen der Krankheit oder Heilung verschwinden diese Symptome allerdings zum Teil vollständig.

Wie kann man Demenz erkennen?

In Anlehnung an Veröffentlichungen des US-amerikanischen National Institute on Aging, findet sich im Demenz-Ratgeber von Annette Bruhn, Beate Lakotta und Dietmar Pieper ein 7-Punkte-Test, der auch von Laien einfach angewendet werden kann:

1. Eine Person wiederholt immer wieder die gleiche Frage.
2. Sie wiederholt immer wieder die gleiche kurze Geschichte.
3. Sie weiß nicht mehr, wie bestimmte alltägliche Verrichtungen wie Kochen, Kartenspielen, Handhabung der TV-Fernbedienung funktionieren.
4. Sie hat den sicheren Umgang mit Geld, Überweisungen, Rechnungen und Ähnlichem verloren.
5. Sie findet viele Gegenstände nicht mehr oder legt sie an ungewöhnliche Plätze (unabsichtliches Verstecken) und verdächtigt andere Personen, den vermissten Gegenstand weggenommen zu haben.
6. Sie vernachlässigt anhaltend ihr Äußeres, bestreitet dies aber.

7. Sie beantwortet Fragen, indem sie die ihr gestellte Fragen wiederholt.

Wenn einige der Punkte bejaht werden, sollte man selbst oder mit seinem Angehörigen, auf den die Kriterien zutreffen, einen fachkundigen Arzt aufsuchen, der dann spezielle Testverfahren durchführen kann.

Welche Stufen der Erkrankung gibt es?
Wie verläuft die Krankheit?

Das Heidelberger Instrument zur Erfassung der Lebensqualität demenzkranker Menschen (H. I. L. D. E) kennt vier Stufen bzw. Phasen einer Demenzerkrankung:
Leichte Demenz (LD)

- weitgehend erhaltene alltagspraktische Kompetenz
- beginnende Demenz
- weitgehende Freiheit von nicht-kognitiven Symptomen

Beispiel: Der Betroffene findet sich an fremden Orten nicht mehr gut zurecht und vergisst früher gut Bekanntes. Wird er auf solche Defizite angesprochen, wird dies in der Regel geleugnet.

Mittelgradige Demenz (MD)

- in Teilen erhaltene alltagspraktische Kompetenz
- mittelgradige kognitive Einbußen
- erkennbare nicht-kognitive Symptome

Beispiel: Der Betroffene hat immer größere Probleme, sich an jüngere Ereignisse zu erinnern. Auch das autobiografische Gedächtnis schwindet. Zeitliche, örtliche und situative Orientierung fallen immer schwerer.

Schwere Demenz mit somatischen Einschränkungen

- stark eingeschränkte alltagspraktische Kompetenz
- schwere kognitive Einbußen
- erkennbare nicht-kognitive Symptome

Beispiel: Der Betroffene kann kurz zurückliegende Ereignisse nicht mehr behalten. Erinnerungen an die eigene Lebensgeschichte sind stark eingeschränkt. Er ist in nahezu allen Bereichen des alltäglichen Lebens auf Hilfe und Unterstützung angewiesen.

Schwere Demenz mit psychopathologischen Auffälligkeiten

- eingeschränkte alltagspraktische Kompetenz
- schwere kognitive Einbußen
- Häufung verschiedener nicht-kognitiver Symptome

Beispiel: Der Betroffene ist häufig erregt und zeigt auch aggressives Verhalten. Wahnvorstellungen, Halluzinationen, Euphorie und Enthemmung können Kennzeichen dieser Krankheitsstufe sein. Das Verhalten der Betroffenen wird häufig als störend und belastend empfunden.

Wohnformen und Hilfe bei Demenz

Der überwiegende Teil der an einer Demenz leidenden Menschen lebt zu Hause, in der eigenen Wohnung oder im eigenen Haus, manchmal noch bei Familienangehörigen oder bei Freunden, oder eingebettet in ambulante, häusliche Sorgestrukturen, die eine Pflege und Begleitung sicherstellen. Gut sechs bis zehn Stunden tägliche Betreuungszeit müssen für eine solche Lebensform gerechnet werden.

Bei auftretenden Krankheitssymptomen und einer feststellbaren eingeschränkten Alltagskompetenz, in Situationen also, in denen Leben in Selbständigkeit immer schwieriger gelingen kann, ist Hilfe von außen notwendig. Die kann durch einen mobilen Pflegedienst, durch eine Nachbarschaftshilfe oder eine Selbsthilfegruppe erfolgen. Es gibt aber auch Einzelpflegekräfte, die Hilfebedürftige unterstützen und begleiten. Zudem leben mittlerweile rund 250 000 mittel- und osteuropäische Haushaltshilfen (legal) in Deutschland, die im Haushalt unterstützen und helfen. Die ambulante Betreuung wird in der Regel ergänzt durch Tagespflege (stundenweise Betreuung in einer speziellen Einrichtung), durch Kurzzeit- oder Verhinderungspflege, wenn die Pflegenden auch einmal eine Auszeit brauchen oder in den Urlaub gehen möchten beziehungsweise müssen. Die Ausprägungen an Hilfestrukturen sind regional recht verschieden und unterscheiden sich zum Teil deutlich je nach Land- und Stadtregionen. Nicht überall gibt es ein vollständig ausgebautes Netz an Hilfen und Dienstleistungen.

Für pflegende Angehörige erscheint es ratsam, sich intensiv mit dem Krankheitsbild Demenz und dem Verlauf der Erkrankung vertraut zu machen. Dazu bieten einige Wohlfahrtsverbände, Pflegedienste, Kirchengemeinden, Selbsthilfegruppen, Volkshochschulen oder auch die Pflegekassen spezielle Kurse an. Dabei erfährt man neben den wichtigen theoretischen Grundlagen vor allem praktische Hinweise und Tipps für den Alltag: Wie spreche ich mit einem an Demenz erkrankten Menschen, wie verstehe ich ihn? Wie kann ich Konflikte lösen, wie nehme ich Ängste wahr? Wie erkenne ich Bedürfnisse? Die Themen sind Legion. Im Gespräch mit einem guten

Trainer und in der Gruppe mit anderen Betroffenen können Pflegende Unterstützung erfahren, die zum Gelingen der Pflege beiträgt.

Der Gesetzgeber hat insbesondere die finanziellen Leistungen zur Bewältigung eingeschränkter Alltagskompetenz im Zuge der Pflegeversicherungsreform 2008 ausgedehnt. Diese Zusatzbeiträge werden zu den allgemeinen Pflegesätzen gezahlt. Umfassende Beratungen in Fragen zu den Unterstützungsmöglichkeiten durch die Pflegeversicherung bieten alle Kranken- und Pflegekassen an. In manchen Kommunen und Bundesländern sind mittlerweile auch sogenannte Pflegestützpunkte oder spezialisierte Beratungsstellungen (z. B. Alzheimergesellschaft) installiert, die ebenfalls helfen können. Diese Stellen verfügen über Adressen von Pflegediensten, Fachärzten, Kliniken, Selbsthilfegruppen oder Organisationen von Ehrenamtlichen und Freiwilligen.

Anträge auf Leistungen aus der staatlichen Pflegeversicherung sind jeweils bei der eigenen Kranken- beziehungsweise Pflegekasse zu stellen. Bei einer Begutachtung durch den Medizinischen Dienst (MDK) wird dann die Pflegestufe ermittelt. Abhängig von der Pflegestufe werden Pflegegeld oder Pflegesachleistungen für den Betroffenen gezahlt. Die jeweilige Höhe der Leistungen sind den einschlägigen Informationsmitteln der Kassen oder staatlichen Behörden zu entnehmen. Insbesondere über das Internet sind alle wichtigen und notwendigen Auskünfte schnell und stets aktuell zu bekommen.

In Fällen, in denen ein Leben in der eigenen Wohnung nicht mehr möglich ist, kann auch der Umzug in eine auf Demenz spezialisierte Einrichtung erwogen werden. Das kann ein Pflegeheim sein, von denen es entgegen der landläufigen Meinung sehr viele gute gibt, es kann aber auch eine betreuende Wohngruppe oder Wohngemeinschaft sein. Mittlerweile gibt es ein recht breitgefächertes Angebot.

Der Anteil der Demenzerkrankten unter den Heimbewohnerinnen und Heimbewohnern hat in den vergangenen Jahren kontinuierlich zugenommen. Derzeit sind über 60 Prozent von ihnen von einer Demenz betroffen. Insgesamt werden in Deutschland schätzungsweise 400 000 demenzkranke Menschen in Alten- und Pflegeheimen versorgt.

Besonders bewährt haben sich Pflegeeinrichtungen, die ein an den bisherigen Lebensumständen der Bewohner orientiertes Alltagsleben abbilden und so „Türen zu Menschen mit Demenz“ öffnen wollen. In solchen Einrichtungen bewältigen die Mitarbeiter den Alltag gemeinsam mit den Bewohnern. Sie planen den Tag und verrichten zum Beispiel hauswirtschaftliche Tätigkeiten zusammen. Auch wenn nicht mehr jeder Bewohner in der Lage ist, aktiv und zielgerichtet mitzuwirken, so kann er doch am täglichen Geschehen teilhaben. Diese Konzepte rücken deutlich von krankenhausähnlichen Strukturen ab. Gruppengrößen von 10 bis 15 Personen haben sich – auch unter ökonomischen Gesichtspunkten – bewährt. Es ist ratsam, sich das Konzept einer Pflegeeinrichtung vor einem möglichen Einzug genau erklären zu lassen, insbesondere wie die Angebote für an Demenz leidende Menschen ausgestaltet sind und in welcher Form man sich als Angehöriger einbringen kann.

Auch ein Blick in die Bewertungen des Medizinischen Dienstes der Krankenkassen (MDK) hilft bei einer Entscheidung ein wenig weiter. Jedes Pflegeheim wird seit knapp zwei Jahren mit einem Notensystem bewertet, auch die Leistungen in Sachen Demenz. Die Bewertungen müssen im Heim aushängen oder sind über das Internet zu erfahren (www.pflegenoten.de).

Kann man gegen Demenz etwas machen? Kann man sich schützen? Konrad Beyreuther, einer der bekanntesten Forscher auf diesem Gebiet, der sich seit Jahrzehnten vor allem mit der Alzheimer-Demenz beschäftigt, rät, um den Krankheitsverlauf möglicherweise zu verzögern: die Jahre ohne erhebliche Ausfallerscheinungen ein wenig verlängern durch einen „sinnvollen Alltag". Das hört sich banal an, und doch liegt darin viel Wahrheit. Untersuchungen haben eindrucksvoll gezeigt, dass beispielsweise Aktivität und Tätigsein, Verantwortung für andere übernehmen und in einem sozialen Nahbereich eingebettet sein, vor Krankheiten schützen können.

In einer alternden Gesellschaft und mit einer wachsenden Zahl von Menschen, die von Demenz betroffen sind, scheint es vielleicht immer wichtiger zu werden, Demenz zu „entpathologisieren". Der US-amerikanische Neurowissenschaftler Peter J. Whitehouse sagt, dass Alzheimer keine Krankheit sei, sondern eine Form des Alterns. Und wie hilfreich und Perspektive gebend klingt es, wenn die Ehefrau eines Arztes, der mit einundvierzig Jahren an Demenz erkrankte, schreibt: „Unsere Liebe ist größer geworden seit der Diagnose. Das macht die Endlichkeit."

Deutsche Alzheimer Gesellschaft e. V.
Friedrichstraße 236
10969 Berlin
Telefon: (030) 2 59 37 95 – 0
Telefax: (030) 2 59 37 95 – 29
E-Mail: info@deutsche-alzheimer.de
Internet: www.deutsche-alzheimer.de
Blog: www. alzheimerblog.de

Das Alzheimer-Telefon:
01803 – 17 10 17 oder (030) 2 59 37 95 14.

Bundesministerium für Gesundheit (BMG)
Erster Dienstsitz: Rochusstraße 1,
53123 Bonn
Zweiter Dienstsitz: Friedrichstraße 108,
10117 Berlin (Mitte)
Telefon: (030) 1 84 41 – 0 (bundesweiter Ortstarif)
Telefax: (030) 1 84 41 – 4900
E-Mail: info@bmg.bund.de
Internet: www.bundesgesundheitsministerium.de
Besonders:
http://www.bmg.bund.de/pflege/demenz. html

Bundesministeriums für Familie, Senioren,
Frauen und Jugend (BMFSFJ)
Glinkastraße 24
10117 Berlin
Telefon: (030) 185 55 – 0
Telefax: (030) 185 55 – 4400
E-Mail: info@bmfsfj.bund.de
Internet: www.bmfsfj.de

Wegweiser Demenz: www.wegweiser-demenz.de

Literatur

Im Alter neu werden können. Eine Orientierungshilfe des Rates der Evangelischen Kirche in Deutschland. Gütersloh 2010.

Vierter Bericht zur Lage der älteren Generation in Deutschland (4. Altenbericht der Bundesregierung). Risiken, Lebensqualität und Versorgung Hochaltriger – unter besonderer Berücksichtigung demenzieller Erkrankungen. Berlin/Bonn 2002.

Demenz. Was wir darüber wissen, wie wir damit leben. Hrsg. Von Annette Bruhns, Beate Lakotta und Dietmar Pieper. München 2010.

Arno Geiger: Der alte König in seinem Exil. München 2011.

Katharina Hagena: Der Geschmack von Apfelkernen. Köln 2008.

Inge Jens: Unvollständige Erinnerungen. Hamburg 2009.

Tilman Jens: Demenz. Abschied von meinem Vater. München 2009.

Michael Jürgs: Alzheimer. Spurensuche im Niemandsland. Erste Ausgabe München 1999, zweite Ausgabe 2006.
Henning Mankell: Der Feind im Schatten. München 2010.
Heinz Rothgang u.a.: Barmer GEK Pflegereport 2010. Schwerpunktthema: Demenz und Pflege. Schwäbisch Gmünd November 2010.
Martin Suter: Small World. Zürich 1997.

Die Autorinnen und Autoren

Nadine Ahr, Jahrgang 1982, wurde in Hannover geboren und studierte Geschichte, Politik und Medienwissenschaften. Neben dem Studium arbeitet sie zwei Jahre lang in einem Altenpflegeheim. Heute ist sie Journalistin und lebt in Berlin.

Dr. Stefan Arend, Jahrgang 1963, ist nach einer journalistischen Ausbildung seit 20 Jahren in leitenden Positionen in der Seniorenarbeit und Altenhilfe tätig. Im September 2008 wurde er in den Vorstand von KWA Kuratorium Wohnen im Alter gAG in Unterhaching/München berufen. Stefan Arend hat zahlreiche Veröffentlichungen zu den Themen Pflege, Senioren, Marketing sozialer Dienstleistungen und Wohnformen im Alter vorgelegt. Er ist regelmäßig Referent auf Fachkongressen und Symposia. Mit seiner Familie lebt er in München.

Raimund Cichos, Jahrgang 1949, ist Friseurmeiser. Von 1972 bis 2003 hatte er gemeinsam mit seiner Frau einen eigenen Salon. Seit acht Jahren pflegt er seine Frau zu Hause. Sie leben in Berlin und haben eine erwachsene Tochter.

Hanne Cremer, Jahrgang 1952, hat eine Ausbildung zur Kinderkrankenschwester und zur Erzieherin gemacht. Seit zwölf Jahren ist sie in der Behindertenarbeit tätig. Seit 1992 ist sie Pflegefachkraft in einer Wohngruppe für dementiell veränderte Menschen im Evangelischen Johannesstift in Berlin, die 1988 gegründet wurde und eine der ersten ihrer Art war. Sie hat zwei erwachsene Kinder und mehrere Pflegekinder.

Rosemarie Drenhaus-Wagner, Jahrgang 1948, war sechs Jahre in der häuslichen Krankenpflege tätig. 1993 beendete sie ihre Ausbildung zur Altenpflegerin und begann Demenzerkrankte und ihre Angehörigen ehrenamtlich zu besuchen. 1994 gründete sie die Alzheimer Angehörigen-Initiative in Berlin. Bis heute ist sie deren Vorsitzende. Rosemarie Drenhaus-Wagner ist Referentin und Dozentin mit dem Schwerpunktthema „Validierender Umgang mit Demenzkranken". 1996 erhielt sie den „Altenpflegepreis", 2002 den Verdienstorden der Bundesrepublik Deutschland. Mit ihrem Mann lebt sie in Berlin.
Infos im Internet unter www.alzheimerforum.de

Marianne Heling, Jahrgang 1953, ist gelernte Industriekauffrau. Sie arbeitete als Lohnbuchhalterin und im Büro einer Baufirma. Heute ist sie in einem Seniorenheim in Fürstenberg beschäftigt und macht ehrenamtlich Besuchsdienst bei Demenzkranken. Sie ist verheiratet und hat zwei erwachsene Kinder.

Volker Herbert, Jahrgang 1949, ist Pfarrer der Evangelisch-Lutherischen Kirche in Bayern. Er war Seelsorgereferent, heute ist er Dekan in München-Bogenhausen. Hier lebt er mit seiner Familie.

Kara Huber, Jahrgang 1945, ist Lehrerin und Autorin. Ihr Mann, Wolfgang Huber, war Bischof der Evangelischen Kirche Berlin-Brandenburg-schlesische Oberlausitz und Ratsvorsitzender der EKD. Sie engagiert sich ehrenamtlich für verschiedene Projekte im Bereich Kultur und Kirche. Sie hat drei Kinder und drei Enkelkinder.

Friederike von Kirchbach (Hg.), Jahrgang 1955, ist evangelische Theologin. Sie war Landesjugendwartin, Gemeindepfarrerin und Klinikseelsorgerin in Kreischa bei Dresden. Ab 2000 stand sie als Generalsekretär fünf Jahre lang dem Deutschen Evangelischen Kirchentag vor. Seit 2005 ist sie Pröpstin der Evangelischen Kirche Berlin-Brandenburg-schlesische Oberlausitz.

Christel Krupski, Jahrgang 1944, hat eine Ausbildung zur Schneiderin gemacht. Von 1974 bis 2004 war sie Vorarbeiterin in einer Parfümfarbrik. Sie lebt in Berlin und hat einen erwachsenen Sohn. Ihr Mann ist seit zwei Jahren in einem Pflegeheim

Dr. Dr. Herbert Mück, Jahrgang 1951, studierte Rechtswissenschaft mit Promotion. Im Anschluss studierte er Medizin. Er ist Facharzt für Psychosomatische Medizin und Psychotherapie und hat eine Praxis für Psychosomatische Medizin und Psychotherapie, Coaching, Mediation und Prävention. Mit seiner Frau lebt er in Köln. Er hat drei erwachsene Kinder, eine Pflegetochter und ist Großvater von Zwillingen.

Brigitte Nowak, Jahrgang 1938, ist gelernte Friseurin. Später arbeitete sie 23 Jahre als Montiererin bei der Firma Bosch. Seit 17 Jahren pflegt sie ihren Mann zu Hause. Sie und die Familie ihres erwachsenen Sohnes leben in Berlin.

Dr. Erika Reineke, Jahrgang 1958, stammt aus Hessen und ist Ärztin für Allgemeinmedizin mit eigener Praxis. Vor zwei Jahren holte sie ihre Mutter in ein Heim in ihrer Nähe. Erika Reineke hat eine erwachsene Tochter und lebt mit ihrem Mann in Leipzig.

Die Interviews führten Nadine Ahr, Amet Bick und Monika Konigorski.